中央苏区医疗卫生史与健康中国战略研究中心文库

# 中央苏区医疗卫生简史

ZHONGYANG SUQU YILIAO WEISHENG JIANSHI

主　编：李恭进

副主编：刘善玖　钟继润

参编人员（按姓氏笔画为序）

毛磊焱　刘孝杰　孙帮寨　李　茂

李　媛　李　霞　张莉芳　曾新华

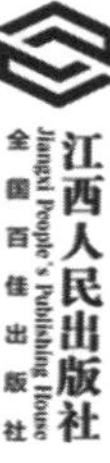

**图书在版编目(CIP)数据**

中央苏区医疗卫生简史 / 李恭进主编. —南昌：江西人民出版社，2020.8(2022.9 重印)

ISBN 978-7-210-12388-0

Ⅰ. ①中… Ⅱ. ①李… Ⅲ. ①中央苏区-卫生工作-概况Ⅳ. ①R199.2

中国版本图书馆 CIP 数据核字(2020)第 145344 号

**中央苏区医疗卫生简史**
ZHONGYANGSUQU YILIAO WEISHENG JIANSHI
李恭进 主编

责任编辑:涂如兰
书籍设计:郭 阳

江西人民出版社 全国百佳出版社 出版发行

地 址:江西省南昌市三经路47号附1号(邮编:330006)
网 址: www.jxpph.com
电子邮箱: jxpph@tom.com
编辑部电话:0791-86893196
发行部电话:0791-86898815
承 印 厂:南昌市红星印刷有限公司
经 销: 各地新华书店

开 本: 787毫米×1092毫米 1/16
印 张: 10.75
字 数: 129千字
版 次: 2020年8月第1版
印 次: 2022年9月第2次印刷
书 号: ISBN 978-7-210-12388-0
定 价: 32.80元
赣版权登字-01-2020-314

# 目 录

# 绪 论

中央苏区，亦称中央革命根据地，创建于20世纪20年代末30年代初。在创建中央革命根据地的同时，中国共产党人领导苏区军民建立医疗卫生管理机构、制定卫生工作方针、开办红军医院、创建医务学校、开展卫生运动、普及卫生常识、创办卫生材料厂等，将医疗卫生工作与军事斗争、政治任务紧密结合，掀起了医疗卫生事业的建设高潮，取得了辉煌业绩，在中国医疗卫生发展史上书写了浓墨重彩的一笔。正基于此，中央苏区也就成了人民医疗卫生事业的开创地，新中国卫生工作方针的起源地和人民医学教育的发祥地。

## 一、中央苏区建立前赣南、闽西的医疗卫生状况

赣南、闽西分别属于亚热带湿润季风气候和亚热带海洋性季风气候，全年气候温湿，雨量充沛，既有利于植被生长，也为各种病菌提供了温床，赣南、闽西历来是各种瘟疫的高发区。据史料记载，1888年5月福建漳平县发生了鼠疫，随即蔓延，为患猖獗，在此后的58年中，此疫连续流行45年。1926年漳平县城发生鼠疫，染病总人数达5981人，死亡5385人，死亡率达90.94%，人人谈疫色变。

据《赣州地区志》记载，苏区创建前，赣南地区各种传染病、地方病流行。寻乌县天花，死人无数；汶口一带霍乱，死亡40余人。会昌筠门岭霍乱，死亡700余人。兴国一直有痢疾、疟疾、天花、霍乱、乙型脑炎等传染病发生，其中1913年的霍乱，死亡人数极多，埠头船田邱姓一家就死去7人，城内郭舜和兄弟6人死去5人，1930年瘟疫造成40余人死亡。[①] 宁都固厚天花流行，不到1个月发病者3000余人，死者甚多。霍乱在该县持续3年之久，造成2000余人死亡，疟疾发病率高达80%，每年9月至10月间疟疾患者激增，"木梓熟来稻子黄，包头扎脑病在床；木梓掉了无人摘，谷落稻田又生秧。"这首民谣就是当时疟疾肆虐导致广大农村土地荒芜、劳力丧失悲惨境地的真实写照。

赣南、闽西农村落后的思想观念和生活陋习，加剧了卫生环境的恶化和疾病的蔓延。一是盛行早婚、缠足和吸食鸦片，农民身体孱弱，疾病环生。二是农民的公共卫生意识薄弱，不注意生活环境的清洁，与牲畜同屋，随地便溺、乱丢垃圾，加剧了疫病的传播。

近代以来，封建剥削制度的压榨、外国资本主义经济的冲击和军阀的割据混战，导致中国农村经济凋敝。国民党将统治重点放在城市，农村的各项事业建设落后。地处偏远山区的赣南、闽西，历来是政府管辖的薄弱区域，国民政府面对该地区肆虐的瘟疫，无所作为，任由百姓背井离乡。特别是20世纪初，国内战争连年，国民党江西省政府无暇顾及卫生事业。当时江西的医疗卫生机构多属私立或为教会创办，省政府没有具体主管卫生工作的专门行政机构。1927年江西省只在民政局下设一个科，主管全省卫生工作。直到

① 江西省赣州地区志编纂委员会.赣州地区志[M].北京：新华出版社，1994：2434。

1934 年 6 月，国民政府才成立江西省卫生处，管理全省的医疗卫生事务。省政府用于医疗卫生工作的经费甚微，设施差，医疗卫生人员力量薄弱，技术水平极低，医疗卫生事业发展缓慢，卫生行政管理严重滞后。如龙南县 1935 年才创办所谓的“平民医院”，仅有医师 2 人，护士 2 人，医助人员 6 人，卫生员 1 人，药剂员 1 人，病床 10 张。中医中药由私人开店经营，有的售药兼营他业。于都县直到 1940 年 8 月才有一所西医医院，医师 1 人，助手 1 人，1942 年 3 月停业。到 1946 年，全县只有 3 家医院，从业人员 22 人，其中西医诊所 2 家，从业人员 5 人。由此足见国民党统治时期赣南、闽西医疗卫生事业之落后。

鸦片战争后，欧美基督教会和传教士纷纷到中国传教。他们开设西医院，创办西医学校和护士、助产职业学校，培养西医人才，充当西方文化侵略的“马前卒”。传教士们“施医舍药”的传教活动由沿海地区逐步向内地山区延伸。第二次鸦片战争后，西式医院开始遍布中国各地，“凡是有传教士的足迹，就有西式诊所和医院。”据各地县志记载，1868 年西医传入江西瑞金，美国天主教在瑞金县城一边传教一边设立医疗诊所。1904 年英国传教士在闽西汀州创办亚盛顿医馆，即福音医院。1915 年美国神甫明德在于都县城建天主教堂，并设有诊所。1917 年耶稣教美国牧师雪莱 · 鲍斯费尔德夫妇从广东来到赣南寻乌县城传教，建立禔民医院。1922 年天主教徒徐俊亭在会昌门岭圩设西医济民诊所。1924 年赣州天主教堂仁爱医院建立。教会医院的建立，给赣南、闽西山区带来了先进的医疗技术，促进了近代西方医学知识的传播和西医人才的培养，为赣南、闽西医疗卫生事业的发展起到了一定的推动作用，但同时西方宗教也开始泛滥。

## 二、中央苏区医疗卫生工作基本特征

中央苏区医疗卫生工作伴随革命战争逐步发展起来。中央苏区时期,敌军封锁,缺医少药,疾病肆虐,严重威胁着苏区军民的生命健康。为了保障苏区军民的身体健康和生命安全,中国共产党在领导革命斗争的同时开始了医疗卫生工作的伟大实践,彰显出开创性、人民性、战时性、艰苦性和预防性等基本特征。

### (一)开创性

中央苏区时期,苏区军民建机构、立方针、定政策、开医院、办学校、抓防疫、革陋习,将医疗卫生工作和军事、政治任务紧密结合,铸就了医疗卫生事业发展的不朽丰碑,创造了人民卫生事业的诸多“第一”。在中国共产党领导下,苏区军民万众一心,攻坚克难,从无到有,从小到大,逐步改变了军医和碘片都需要上级派送的状况,建立起相对完整的医疗卫生工作体系,开创了苏区医疗卫生工作的崭新局面。

### (二)人民性

为了人民、服务人民、依靠人民是中央苏区医疗卫生工作显著特征。一方面,开展医疗卫生工作,归根结底是为了保障广大苏区军民的生命健康,解除民众的疾苦。苏维埃政府大力改善基层医疗卫生条件,发展工农医院、诊疗所,免费为百姓看病。1933 年 9 月,中央内务部决定在每县、区内务部卫生科办一个公办诊疗所,负责为工农群众看病,不收诊治费,只收药品费。另一方面,医疗卫生事业的发展始终离不开广大人民群众的拥护、支持和参与，红军医院建设、战场伤员运送、医务人才培养、卫生防疫运动等，无不是在人民群众积极参与下发展起来的，苏区百姓为医疗卫生事业发展作出了巨大贡献。

### （三）战时性

中央苏区历史，也是一部中国共产党领导苏区军民反“围剿”战争史。英勇的红军将士在数次反“围剿”战争中浴血奋战，牺牲巨大。为了救治红军伤病员、保障红军将士身体健康，中国共产党领导苏区军民开展了医疗卫生工作，确立了医疗卫生工作的宗旨和中心任务是“一切为了伤病员”“一切为了革命战争的胜利”。广大医务工作者冒着枪林弹雨，夜以继日地救治红军伤病员，保障伤病人员迅速痊愈，为提高红军部队的战斗力立下了不朽功勋。

### （四）艰苦性

中央苏区医疗卫生工作是在极其简陋的环境中逐步发展起来的，广大红色医生发扬自力更生、艰苦奋斗精神，没有西药就用中草药，没有手术刀就用剃头刀，没有麻药就用麻绳，没有手术台就用一块门板两张长凳搭成手术台。在如此艰苦的条件下，救治了数以万计的红军伤病员，为挽救苏区军民的生命作出了重要贡献。

### （五）预防性

中央苏区所在区域是各种疫病的高发区，疫病严重影响红军部队的战斗力和苏区军民的生命健康。广大医务工作者坚持“预防第一”的指导思想，不遗余力地进行卫生知识的宣传普及，发动广大军民开展卫生运动，革新落后陈腐的卫生观念，促进移风易俗，树立文明健康的社会新风尚，成为中央苏区一道亮丽的风景线。

## 三、中央苏区医疗卫生工作历史地位

中央苏区医疗卫生工作开创了中国共产党领导的人民医疗卫生事业的先河，在中国革命和医疗卫生发展史上具有重要的历史地位。

### （一）保障了苏区军民的生命健康

中国共产党领导下的红色卫生，秉承“真心实意为群众谋利益”的宗旨，全力解除广大人民群众的“生疮害病”问题，切实履行医务工作者救死扶伤的神圣使命，有效保障了苏区军民的生命健康。1933 年 11 月，毛泽东在兴国长冈乡调查时了解到，该乡各村都建立了卫生组织，“虽规定五天大扫除一次，实际七天一次的多，十天的也有”；对于不讲卫生的人，“发动童团耻笑他，特别那些衣服不洁的”，充分肯定了长冈乡的卫生运动，“四个月来大有成绩，比前清洁多了”。[①] 其他乡村和长冈乡情况大致相同。在红军部队中，所有卫生工作方面的条例、训令都得到了普遍贯彻。卫生运动取得了显著成效，据统计，1933 年至 1934 年期间，红军中的疥疮发病率很小，其他 3 种疾病（痢疾、疟疾和下肢溃疡）的发病率也大幅度下降。

① 中共中央文献研究室. 毛泽东文集（第一卷）［M］. 北京：人民出版社，1993：309 – 310。

### （二）开创了人民医疗卫生事业的先河

苏区时期，中央苏区军民在中国共产党的领导下，团结一心，逐步建立了各级医疗卫生组织，确立了“不准丢下一个伤病兵”“医疗卫生工作为革命战争服务”“一切为了伤病员”“预防第一”“用中西两法医治伤病”“培养政治坚定、技术优良的红色医生”等一系列卫生工作思想、方针和原则，培养了一大批政治素质高、医疗技术扎实的红色医生和卫生管理干部，建立了较为完善的医疗卫生体系。特别是经历了多次反“围剿”战争，积累了在艰苦环境下进行战伤救治和疾病防治工作的经验。所有这些不仅为抗日战争、解放战争时期医疗卫生事业的发展奠定了坚实基础，也为新中国医疗卫生工作的发展提供了宝贵的经验。

### （三）改变了苏区民众的生活观念

生命健康权和生存发展权是每个人的基本权利。千百年来，传染性疾病是中国人民挥之不去的梦魇。中央苏区时期，中国共产党和苏维埃政府致力于保护军民健康，动员和组织开展了轰轰烈烈的卫生运动，通过全民卫生常识普及宣传，使广大人民群众逐步树立起文明健康的卫生观念，改变了民众的生活习俗。1933 年 3 月颁布的《卫生运动纲要》指出：“这卫生运动完全是广大群众的，不花钱而能医病的，要天天做、月月做、年年做、家家做、村村做、乡乡做、各个圩场做、各个城市做”，①要户与户、组与组、村与村、乡与乡、区与区、县与县、部队与部队、机关与机关、城市与城市之间，普遍开展

---

① 高恩显，高良，陈锦石.新中国预防医学历史资料选编（一）[M].北京：人民军医出版社，1986：71。

卫生运动竞赛,优胜者予以奖励和表彰。广大人民群众第一次在政治层面当家做主,在物质层面的身体关怀中,感受到了一种从未有过的自由,进一步感受到了苏区这片“光明新天地”。这些切切实实的感受转化为广大人民群众真心实意地拥护革命、拥护中国共产党,参与苏维埃各项建设事业的磅礴力量。

### (四)孕育了伟大的红医精神

中央苏区广大医务人员用鲜血和生命铸就的红医精神,为后人留下了宝贵的财富。红医精神的主要内涵是:“政治坚定、技术优良,无私奉献、救死扶伤,艰苦奋斗、勇于开创”。红医精神与井冈山精神、苏区精神一脉相承,是广大红色医务工作者的价值取向、道德规范和精神气质,凝结着中国共产党人的优秀品质,在中国革命史上有着重要的历史地位。红医精神不仅丰富和发展了中国共产党革命精神谱系,成为激励后人不忘初心、面向未来的精神标识,也是新时代继承发扬革命传统,走好新时代长征路的精神源泉。

伟大的实践开创伟大的事业,伟大的实践孕育伟大的精神。纵观中央苏区医疗卫生工作的发展历程,无不体现着中国共产党“真心实意地为群众谋利益”的根本宗旨和执政理念,无不体现着毛泽东、朱德等老一辈无产阶级革命家的人民情怀,无不体现着苏区广大红色医生们“政治坚定、技术优良,无私奉献、救死扶伤,艰苦奋斗、勇于开创”的伟大精神。探寻人民医疗卫生工作的历史,总结中央苏区医疗卫生事业发展的经验,对于进一步传承红色基因,树牢“四个意识”,坚定“四个自信”,做到“两个维护”,具有深远的历史意义和重大的现实意义。

# 第一章　中央苏区医疗卫生发展历程

1927 年，蒋介石、汪精卫先后发动“4·12”和“7·15”反革命政变，大肆屠杀共产党人和革命群众，中国革命遭受严重挫折和严峻考验。在危急关头，中国共产党决定用革命武装反击国民党反动武装，建立革命的武装政权。1927 年 8 月 1 日，南昌起义打响了中国共产党武装反抗国民党反动派的第一枪。随后，湘赣边秋收起义、广州起义等相继爆发，中国共产党开始了为建立红色政权进行了艰苦卓绝的武装斗争实践，战火催生了红色卫生事业。中国共产党领导的医疗卫生工作在革命斗争中应运而生，开辟了具有中国特色的医疗卫生事业发展新道路。中央苏区时期，医疗卫生工作大致经历了形成、发展和浴血坚持三个阶段。

## 一、形成阶段（1927 年 9 月至 1930 年 10 月）

1927 年秋，毛泽东率领湘赣边秋收起义部队到达井冈山，开始了建立红色政权，实行工农武装割据的实践尝试，创立了中国共产党领导下的第一个农村革命根据地——井冈山革命根据地，拉开了中国共产党医疗卫生工作的序幕。

1929年1月，毛泽东、朱德等率领红四军转战赣南、闽西，红军医疗卫生工作在革命战争中逐步开展。

### （一）设立红军卫生队

1927年9月，毛泽东率领湘赣边秋收起义部队到达永新县三湾村后进行了著名的“三湾改编”。为将伤病员与战斗员分开，提高部队作战的灵活性和机动性，红军成立了卫生队，这是红军最早的卫生管理机构。1928年4月28日，南昌起义和秋收起义的两支部队在井冈山会师，于5月4日合编为中国工农革命军第四军（简称“红四军”）。部队整编后，军设直属卫生队，与医院合署，隶属后方留守处管理。团设卫生队、营设卫生员，负责平时治疗和战时救护工作。

1929年1月，毛泽东、朱德等率红四军主力3600余人从井冈山突围，向赣南、闽西出击。军部设直属卫生队，各团设卫生队，既是卫生管理机构，又是医疗救护机构。2月25日，红四军在长汀进行整编，编成3个纵队。为加强医疗卫生工作，红四军原直属卫生队改组为军医处，纵队设卫生队，红军部队的医疗卫生管理组织逐步建立。

### （二）创建红军医院

1927年10月，为安顿和医治部队伤病兵，秋收起义部队在茅坪建立了医院和后方留守处。茅坪医院的建立使红军伤病员有了比较稳定的治疗、休养场所，为部队机动作战创造了条件。

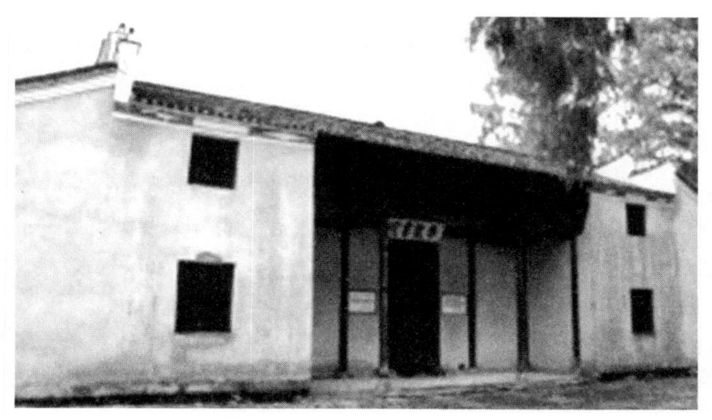

图 1－1:茅坪红军医院旧址(井冈山茅坪)

1928 年 10 月,为了方便对伤病员的治疗和管理,根据毛泽东“建设较好的红军医院”的指示,后方留守处在小井村修建了“红光医院”,让伤病员集中居住,这是红军时期专门修建的第一所红军医院。医院设医务室、换药室、中药房、担架排(30 余人)、看护排(30 余人)和事务排(10 余人)等。1929 年 1 月,井冈山失守,敌军偷袭了红光医院,130 多名重伤病员和部分医务人员来不及转移、惨遭杀害。

1929 年初,红四军转战赣南 1 个多月,发生大小战斗 10 余次,伤病员达 300 人。由于红四军一直处于行军作战之中,伤病员始终无法得到妥善安置和治疗。当时,每个红军战士都携带一包茶叶和一块布,负了伤就用茶叶水清洗伤口,再将茶叶嚼烂后敷在伤口上用布包好,伤口不肿不化脓。

东固会师后,红四军将伤病员安置在东固医院及群众家里,当地群众热情帮助照顾伤病员的生活起居。部队“从井冈山出发以

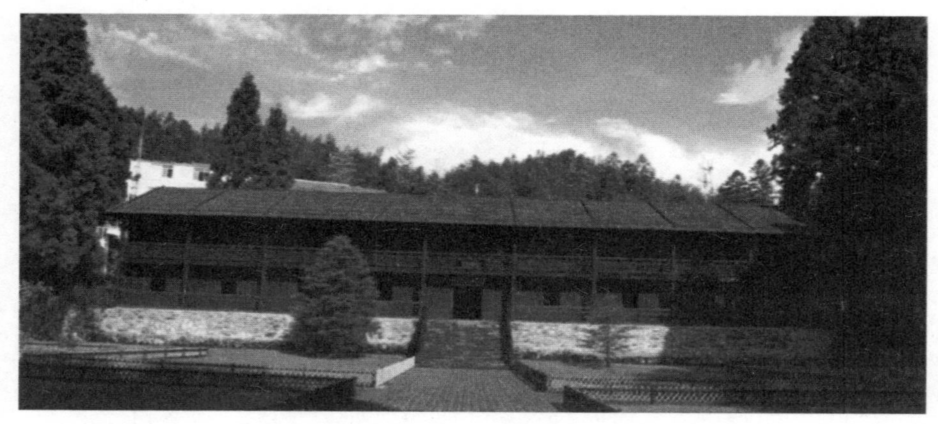

图 1－2：红光医院旧址（井冈山小井）

来的疲败精神业已恢复，士气已振奋起来。”①毛泽东后来谈及东固会师时说，如果当年没有东固一个星期的休整，红四军将被拖垮，便不可能开创赣南革命根据地。部队离开东固前，毛泽东调来东固东龙游击队队长刘任贤具体负责伤病员的管理工作。按照毛泽东的指示，刘任贤在安全僻静的东固元山建立了一所疗养院，收容重伤员和连以上干部，轻伤员则安置在瑶下医院及附近群众家里。红四军任命周子昆为疗养院院长，刘任贤为副官，专门负责伤病员的吃住、医疗等事宜。毛泽覃（寻乌圳下战斗中重伤）、谢维俊等不能跟随部队行动的300多名伤病员留在东固养伤并得到妥善安置。为保证伤病员的粮食、药品供应，刘任贤派人到各地采药，将隆孝祠堂的稻谷取出分发到每户群众家中，动员妇女把稻谷碾成大米，送到元山疗养院。刘任贤还动员自己的妻妹到医院照顾伤病员，并将自己骑的马奉献出来驮运粮食、蔬菜。为了解决疗养院医护人员不足的问题，刘任贤请来东固的草药郎中给伤病员治疗。

① 井冈山革命根据地党史资料征集编研协作小组．井冈山革命根据地［M］．北京：中共党史资料出版社，1987：290。

1929 年 6 月，红四军入闽作战期间，毛泽东指示中共闽西特委在福建上杭县蛟洋石背村傅家祠组建后方医院，即“蛟洋医院”，这是闽西苏区最早建立的红军医院。闽西作战的红军伤病员基本上被送到该院治疗，人数最多时达 200 人。

1930 年 8 月，红一方面军成立后，由于执行“立三路线”的指令，二打长沙失利，红军损失惨重，红一军团伤亡 1700 余人，红三军团伤亡 1000 余人。为配合二打长沙战役，红一方面军在浏阳市小河乡田心村设立红一方面军总医院，收治长沙战役及此前各次战斗所产生的伤病员。

长沙战役失败后，红一方面军撤到江西。10 月，红军部署攻打吉安。红一军团将随军撤退的 1000 余名伤病员安置在吉安城郊的青原山净居寺及附近的阳明书院。吉安攻克后，毛泽东动员吉安城内名医戴济民医治这批伤病员。在江西省苏维埃政府主席曾山的支持下，戴济民携带诊所的医疗设备和药品，组建“吉安红色医院”，经过 1 个多月的医治，大部分伤病员痊愈归队。该院后来在反“围剿”战争中发展成为红军总医院。

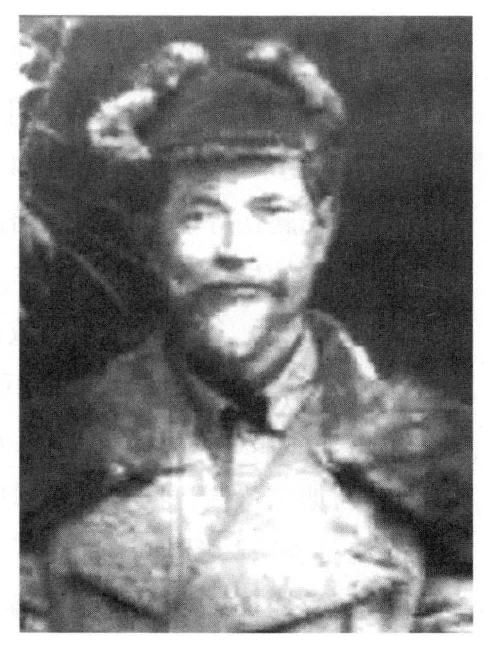

图 1－3：中央苏区“四大名医”之一戴济民

戴济民（1889—1978），原名戴惠黎，安徽合肥人，早年求学于教会所办的湖北汉口大同医学院。辛亥革命爆发后，他参加江西九江红十字会，投身革命军的救护工作。后转办九江红十字医院，任院长。1913 年为躲避战乱，来到江西吉安办起私立惠黎医院。他济贫助弱，免费救助无力求医者，在吉安城内颇有声望。他与吉安靖卫大队大队长罗炳辉友谊深厚，思想上受到罗炳辉的影响。1929 年 11 月，罗炳辉率部起义参加红军，两人仍经常来往。在毛泽东的动员下，戴济民携带自己医院的全部器械、药品，赶赴青原山医治红军伤病员，从此走上革命道路。由于他医术高明，在苏区医界有“四大金刚”之一的赞誉。中央苏区时期，戴济民曾任红色总医院院长、福建军区军医处副处长、红一军团卫生部医务主任等职。

### （三）开展红军清洁卫生工作

井冈山斗争时期，红军部队就十分重视日常卫生清洁工作，各级卫生组织特别注意连队饮食卫生、厕所卫生，严格要求士兵洗澡、烫虱子等。在东固休整期间，红四军开展了理发、洗澡、洗衣、烫虱子、治疗冻伤腿伤等卫生清洁和治病疗伤工作，这是红军第一次进行有组织、有领导的卫生防病工作。

1930 年 9 月，红一方面军总政治部印发《红军士兵会章程》，规定部队应设立各级士兵会。连士兵会设卫生委员，团营士兵会设卫生科。士兵会在卫生方面的工作：1.“办理卫生事宜，如注意茶水、菜饭、宿营地之清洁，身体之保养，驻军大小便要定所，早晚加衣盖被洗衣洗足等”；2.“慰问伤病官兵（派人招扶伤病官兵，打水给伤病官兵洗脸，烧茶水给伤病官兵喝，清扫房屋，发起募捐，捐衣服银钱,帮助伤病官兵)”。[①]

### (四)优待红军伤病员

红军自创建以来,就把伤病员视为部队的有生力量,认为上前线作战光荣,受伤在后方休养也光荣。红军领导人对伤病员极为关心。毛泽东反复强调,对伤病员一定要照顾周到,不然就会影响部队战斗情绪。这不单是医治伤病员问题,而要看作是战斗问题。如果不治好伤病员,传到部队去,就会在战士中引起不良影响。所以说,对伤病员的医疗看护工作非常重要,是一个政治任务[②]。因此,红军医院重视伤病员的日常生活,伤病员的伙食比部队更好,每日3餐,全是大米,早晚干饭,中午稀饭,菜以瓜类为主。红军部队官兵日常5分钱的伙食费,伤病员每人每日伙食费达到8分钱到1角钱,重伤病员甚至有时还能吃到鸡蛋和战场缴获的炼乳罐头。部队和当地苏维埃政府经常送猪肉、牛肉、鸡蛋到医院慰问,改善伤病员的生活。井冈山上粮食紧缺时,朱德带领红军官兵到山下挑粮。从山下到山上,大约有30多里的路程,一天挑两次,双肩磨烂、脚打起了泡,但官兵们一点也不在乎,有人还编了顺口溜:“挑谷上坳,粮食可靠,为着伤员,不怕起泡。”

### (五)改善红军医疗救护条件

井冈山斗争时期,红军医院医药匮乏。毛泽东曾多次向党中央和中共湖南、江西两省委写信反映:“山上粮食万难,款子万难,伤

① 高恩显,高良,陈锦石.新中国预防医学历史资料选编(一)[M].北京:人民军医出版社,1986:19。

② 赣南医学院苏区卫生研究中心.中央苏区卫生工作回忆史料[M].北京:解放军出版社,2014:12。

兵医药万难,正随时解此难关”。[①]“每天除粮食外的五分钱伙食费都感到缺乏,营养不足,病的甚多,医院伤兵,其苦更甚。”[②]“医院设在山上,用中西两法治疗,医生药品均缺。现在医院中共有八百多人。湖南省委答应办药,至今不见送到。仍祈中央和两省委送几个西医和一些碘片来。”[③]面对如此艰难的医疗环境,红色医务人员因地制宜,排除万难,不断改善救护条件。没有西药,就采制中草药代替;没有凡士林,就用猪油代替;没有外科手术专用的骨锯、手术刀,就用木工锯和杀猪刀代替;没有盖布,就用树叶代替;没有纱布,就用漂白布代替。医疗用的大小便器、脓盘、镊子、软膏板、探针等器械大部分用竹木制作。敷料洗了又洗,破了缝补再用。

### (六)奠定红色卫生思想的雏形

井冈山斗争时期,毛泽东、朱德等红军领导人对医疗卫生工作提出的系列原则、目标、任务、方针、策略及要求,对后续的革命斗争时期乃至新中国的医疗卫生事业发展产生了深远影响。第一次提出“不准丢下一个伤病兵”的工作原则,充分体现了无产阶级的革命情感。第一次提出“建设较好的红军医院”的工作目标。毛泽东、朱德等领导人身体力行,经常到医院看望、慰问伤病员,强调要完备医院设施,改善生活条件,加强思想政治工作,敦促医生看病要仔细一点。第一次提出“做好医疗工作也是政治问题”的工作任务。红军医院不仅要给红军看病,同时也要给驻地群众看病,这是红军医院和医务人员的一项政治任务。第一次提出“中西两法治

---

① 中共中央文献研究室,中国人民解放军军事科学院.毛泽东军事文集(第一卷)[M].北京:军事科学出版社,北京:中央文献出版社,1993:9。

② 毛泽东选集(第一卷)[M].北京:人民出版社,1991:53。

③ 毛泽东选集(第一卷)[M].北京:人民出版社,1991:65。

疗”的工作方针。“中西两法治疗”是中国共产党领导下医疗卫生工作的一大特色和创举，在中央苏区时期得到进一步的发扬光大，并且发展为“中西医并重”的卫生思想，成为新中国卫生工作的方针之一。第一次提出“医治敌军伤兵”的工作策略。许多敌军伤兵在红军医院接受救治后，深刻感受到红军是一支为穷苦百姓谋利益的军队，毅然加入红军队伍。第一次提出“遵守群众纪律”的工作要求。纪律严明是人民军队的政治本色，从井冈山斗争时期开始，红军医院就特别注意伤病员的纪律建设，强力实施“三大纪律六项注意”，[①]严格纪律训练，严守群众纪律，融洽了军民关系，与驻地群众建立起鱼水情谊。

1929 年 12 月 28 日至 29 日，红四军在福建上杭古田召开第九次党的代表大会，史称“古田会议”，会议通过了《中国共产党红军第四军第九次代表大会决议案》（以下简称《决议案》）。毛泽东把医疗卫生工作纳入《决议案》之中，《决议案》强调医疗卫生工作是军队建设的有机组成部分，明确了红军医疗卫生工作的政治性质是为无产阶级军队服务，为革命战争服务；提出了解决红军医疗卫生工作困难的具体措施，对后来中央苏区加强和改进医疗卫生工作提供了理论依据；明确了各级领导及医务人员的职责，即要求各级领导干部要尽可能随时去看望、安慰红军伤病员，对待伤病员要态度诚恳，进行个别谈话，做好思想工作。同时，《决议案》要求加强对医务人员的教育，督促他们看病详细一些，不得马虎，使伤病员“得到充分的治疗”。

古田会议后，全军上下、各红军医院认真贯彻执行会议精神，加

① “三大纪律”是：“行动听指挥，不拿工人农民一点东西，打土豪要归公。”“六项注意”是：“上门板，捆铺草，说话和气，买卖公平，借东西要还，损坏东西要赔。”

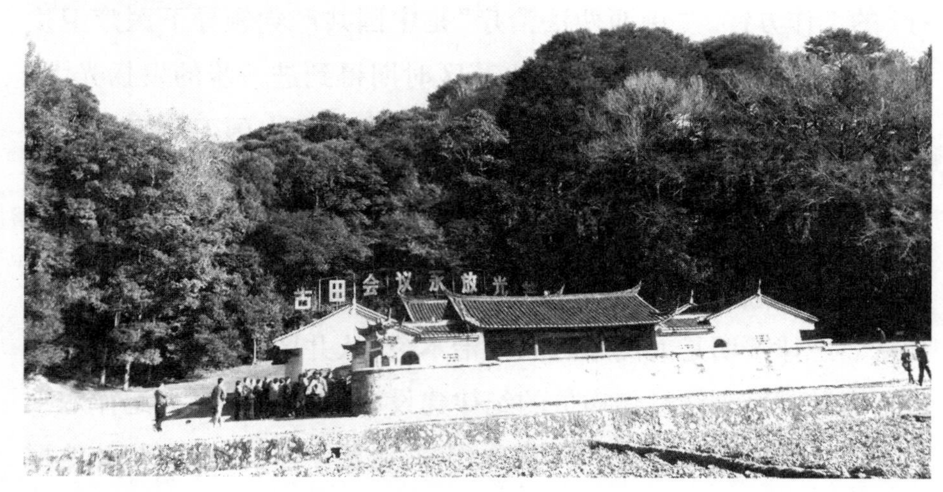


图 1－4：古田会议旧址（上杭古田）

快医院整顿步伐。各大红军医院纷纷设立政治机关，强化医院思想政治工作，“不准丢下一个伤病兵”“一切为了伤病员”逐步成为全军、全苏区各级领导机关和群众团体以及广大军民的共识，医疗卫生工作为无产阶级军队服务、为革命战争服务的政治功能得到充分彰显。

## 二、发展阶段（1930 年 11 月至 1934 年 9 月）

红军和革命根据地的迅猛发展，引起了国民党蒋介石的恐慌。1930 年 11 月起，蒋介石调集数倍于红军的兵力，对中央苏区连续发动数次大规模的军事“围剿”，给苏区军民带来深重灾难。中央红军按照毛泽东的战略战术，取得了第一至第四次反“围剿”战争的胜利。中央苏区医疗卫生工作在战火中得到了锤炼，管理机构逐步建立，管理制度逐步健全，战场医疗救护体系也逐步形成，医疗卫生各项工作蓬勃开展。

### （一）健全完善战场救护体系

在第一次反“围剿”战争中，红一方面军设立了后方红色总医院和野战医院。前后方医院的给养、护理、担架队等，由赣西南苏维埃政府负责筹措保障。设在兴国茶岭的红色总医院初建时仅有3名医生、11名看护员，救治任务十分繁重。医院设3个所，3名医生组成一个小组，按伤情轻重，巡回各所之间做手术和复杂伤口的清洗换药；每所配1名看护长，负责观察、报告伤情变化；看护员则每2人一组，分派到各所负责一般伤口的换药、消毒敷料。

1931年5月，第二次反“围剿”战争期间，红一方面军从赣江之畔打到闽北山区，由西向东横扫700里。随着战线不断延伸，原后方医院距火线越来越远。为保证伤病员及时得到转运和治疗，红一方面军将医院前移至江西宁都小布，在小布设立后方医院，并在洛口设立伤兵转运站。

1931年7月初，不甘心失败的蒋介石又调集30万兵力，长驱直入，对中央苏区发动了第三次“围剿”。第三次反“围剿”战争时间之久、战斗之紧张激烈、机动范围之广，前所未有。红军主力数次陷于国民党军的重围中，敌我阵线犬牙交错，每次战斗基本上是随遇而战，医疗救治工作难度极大。随军行动的野战医院、绷带所或伤兵转运站，经常刚在指定地点展开工作，又要立即转移。原处于安全区的后方医院也经常因战事的随时变化而转处于交战区，经常遭到敌军和反动武装的骚扰和破坏。因此，红军只能将其设在相对隐蔽的大山中。有一次，隐蔽在大山中的红军总医院第一分院遭遇国民党军队搜山，80余名重伤员来不及转移，情形非常紧急。伤员们急中生智，一边隐藏红军标识，一边动员俘虏伤兵告知敌军的番号、长官姓名，大家冒充敌军某师、某团、某连的士兵，当敌军到来时，一起向敌人叫骂："你们打完仗就跑走，丢掉我们不管。幸亏共产党救了我们，并优待我们吃穿看病，都和红军一样看待，我们天天等你们接回去，今天来了不但不接我们回去，反把我们救命恩人赶走。你们这些没天良的东西，不把我们抬走，往后我们就会在这里饿死，与其饿死，不如把我们杀死算了，让你们好好安逸做官吧。"大家一起开骂，甚至还拿起拐杖干架。最后，敌军灰溜溜地走了，全连伤员幸免于难。这一做法引起医院领导的重视，立即在各所推广，也同样灵验。①

1933 年 1 月，蒋介石调集 40 余万兵力，对中央苏区发动了第四次"围剿"。红一方面军由于有了 1932 年红军 6 次进攻作战的战场医疗救护工作经验和战前充分准备，第四次反"围剿"战争的救护工作基本做到了周密部署，有序推进。这主要包括：设立战地工作委员会，负责战区各种运输事项、打扫战场、收容和运送伤兵；部署兵站医院，减少伤员后送途中的痛苦，提高伤员救治率；组建预备医院，主要负责接收兵站医院转送过来的伤员，并留治轻伤员等。

第四次反"围剿"战争中，卫生部门能够根据战斗部署和战况进展及时主动地指挥战场救治，伤员得到及时包扎并被迅速运下火线。师绷带所派出医务人员支援主攻团，军团卫生部展开伤兵转运站和野战医院，做到快收快转，前后方协调配合，提高了伤员抢救后送工作的质量，健全了战场伤病员后送系统。

① 中国人民解放军历史资料丛书编审委员会. 后勤工作 · 史料回忆(1)[M]. 北京：解放军出版社，1994：524－525。

### (二)不断壮大红军医疗队伍

在反"围剿"战争中,不少国民党军医被俘后,经过动员,毅然参加红军,成为红军医疗队伍中的技术骨干或领导干部。第一次反"围剿"战争中,敌第十八师团卫生队长李治被动员参加红军,成为中央苏区"四大名医"之一。第二次反"围剿"战争中,敌第五十六师少校军医戴正华被俘后加入红军。第三次反"围剿"战争中,敌第九师野战医院中校院长姜齐贤及顾正钧、张杰、孙同君、夏天顺、李智光、范英武等数十名医务人员一起被俘,并参加红军。1933 年第四次反"围剿"战争中,孙仪之、李延年、俞翰西等一批国民党军医加入红军医疗队伍。此外,1931 年,党中央先后派遣贺诚、陈志方、彭真(又名彭龙伯)、唐义贞、王立中等医务骨干到中央苏区开展卫生工作。医疗队伍的不断壮大推动了中央苏区医疗卫生工作的进一步健全和完善。

### (三)完善医疗卫生规章制度

随着红军医疗卫生工作的推进,红军医院与伤病员的关系、后方医院与地方政府关系、医院与驻地群众的关系、医务人员与伤病员的关系等亟待协调;医务人员的管理、伤病员的管理等亟待规范。红军初创时期卫生管理制度缺失,医疗卫生工作问题颇多。1929 年 12 月,毛泽东在古田会议上指出,全军军事政治机关对伤病兵的注意不够,各种会议对卫生问题讨论很少,官长对伤兵采取一种不理不问的态度等,这严重影响到官兵关系、军民关系,削弱了红军的战斗力。1931 年 7 月,中共苏区中央局特派员滕代远[①]在巡视湘鄂赣苏区后反馈红三军团个别后方医院管理混乱:医官不尽责,不按时为伤病员上药,医院滥留客人吃公家饭,本地亲戚朋友随便来医院休息吃饭,医院从来没有算过账,经济不公开等等。浏阳第三医院伤病兵赌博、吸食鸦片、打院长、捉苏府主席、偷群众的东西……“无奇不有,实在糟透了。”[②]因此,建章立制成为促进苏区医疗卫生工作健康发展的必然要求。

毛泽东在古田会议上针对红军创建以来存在的医疗卫生问题,提出了 7 项解决的办法,[③]成为红军医疗卫生工作的最高准则。

苏维埃临时中央政府和红军总军医处成立后,陆续制定和颁布了一系列规范医疗卫生管理的制度文件,主要有:

1. 法律法规类:1931 年 11 月中华苏维埃共和国临时中央政府颁布的《中国工农红军优待条例》和中革军委通过的《红军抚恤条例》;1932 年 3 月中华苏维埃共和国人民委员会颁布的《苏维埃区域暂行防疫条例》;1933 年 10 月中革军委颁布的《暂定传染病预防条例》等。

2. 卫生管理类:1932 年 1 月中革军委发布的《关于购买药品的训令》《关于密切各级军医处工作关系的训令》《关于各项费用的性质、数目及限制规定的训令》,8 月中革军委发布的《关于建立和健全转运伤兵工作的通令》和 9 月的《中国工农红军第一方面军第三次卫生会议决议案》;1933 年 1 月中革军委总卫生部制订的《卫生员工作大

① 中共六届三中全会以后,为了贯彻全会的决议,中共苏区中央局派滕代远为特派员,巡视湘赣、湘鄂赣边区一带,了解情况,指导工作。

② 中国现代革命史料丛刊. 湘鄂赣革命根据地文献资料(第一辑)[M]. 北京:人民出版社,1985:534。

③ 中共中央文献研究室. 毛泽东文集(第一卷)[M]. 北京:人民出版社,1993:112 - 113。

纲》、中国工农红军总司令部发布的《关于医院工作问题的通令》，3月苏维埃临时中央政府内务人民委员部颁布的《卫生运动纲要》，6月中革军委总卫生部制订的《卫生法规》，7月中革军委发布的《关于红军中检查体格问题的训令》(卫字第1号)、《关于出院检验与发入院出院费的训令》(卫字第2号)、《关于部队改编后各项费用的规定和执行预决算制度的训令》，8月红军总政治部颁布的《中国工农红军医院政治机关工作暂行条例》，9月中革军委总卫生部发布的《师以上卫生勤务纲要》，10月中革军委发布的《关于介绍和收容伤员以及处置手续的规定》，12月中革军委发布的《关于改组卫生机关事项的命令》和红一方面军发布的《关于禁止卫生人员改职的训令》；1934年1月中革军委发布的《关于重新规定红军供给标准的命令》，3月中革军委发布的《关于伤病员住院手续的通令》等。

以上规章制度基本保证了中央苏区时期医疗卫生工作的正常开展，形成了当时较为合理的运行机制。(1)在健全机构的基础上，从政治上和组织上加强了对红军医疗卫生工作的领导，凸显了红军医疗卫生工作的革命性和"一切为了伤病员""一切为了革命战争的胜利"的服务宗旨；(2)对红军的个人卫生、公共卫生、驻军卫生及行军卫生等事务进行规范，建立起部队的疾病预防体系；(3)明确了战时红军伤病员转运、救治和安置的各方职责，提高了伤病员的救治率；(4)规范了红军医院在收治伤病员、药材管理等方面的程序，使药品器材得到合理配置，避免了浪费；(5)强化了对医务人员和伤病员的管理，执行了"三大纪律八项注意"，从医疗卫生角度显示出红军是执行革命政治任务的武装力量。

### (四)发动苏区群众支援前线

国民党军队的大举进犯，严重威胁苏区群众的生命与财产安全。面对敌人的一次次“围剿”，苏区群众同仇敌忾，众志成城，积极安置和慰问红军伤病员，组织运输队、担架队、洗衣队、慰劳队和采药队，担负起红军作战的后勤保障和红军医院的安全保卫等工作。第一次反“围剿”战争前夕，赣西南群众在5天内制作完成担架1500余副。

红军担架队由两类人员组成，一类是纳入部队编制的担架队，另一类是动员群众组成的临时担架队。一般来说，红军团以上机关都设有担架队。作战时，部队担架队的力量非常有限，更多的是依靠群众临时担架队或战勤队。为保障群众担架队的安全，红军决不轻易让他们上火线，而是派部队担架队将伤员从阵地上抬下来后由他们后送。担架员的政治觉悟普遍较高，能够像对待亲兄弟一样对待红军伤兵，即使饿着肚子、脚打了泡、磨肿了肩，也坚持把伤员安全送到目的地。在运送途中，担架员还充当看护员，把自己的衣被让给伤员盖，给伤员找水弄饭，照料伤员的大小便。担架员的奉献精神，体现了人民群众对革命战争的大力支持，也体现了人民群众是革命战争胜利的坚强后盾。

### （五）红医将士浴血战场

在数次反“围剿”战争中，广大医务工作者发扬无私奉献、不怕牺牲的革命精神，夜以继日地抢救红军伤病员，许多医务人员牺牲在战场救护阵地上。尤其在第五次反“围剿”战争中，“左”倾冒险主义者只注重军事作战，忽视后勤保障，致使整个战役的医疗卫生保障不足，战场救护工作陷入被动。1934年4月，在历时18天的广昌保卫战中，红军伤亡5500余人，占参战总兵力的五分之一。由于敌机轰炸和炮火袭击，伤员难以及时被抢救下来，也不能顺利后送，而且战士长时间在碉堡、战壕中战斗，卫生条件极差，几十天不能洗澡、理发，很多人长了虱子，加上战场死尸得不到掩埋，恶臭难闻，引发各种疾病和传染病，红军因病减员严重。在广昌高虎脑战斗中，红一军团四师十四团卫生队，一天就收容了300多名伤病员。为了缩短伤员后送的距离，红军组织医院前移，但在敌军炮火轰炸下，医院遭受重大损失，有的甚至丧失救治能力，不得不合并或撤销，红军医院的收治任务越来越重。

在广昌高虎脑、万年亭战斗中，红三军团卫生部长何复生率卫生部驻石城小松。由于天气炎热、战斗激烈、持续时间长，卫生部工作压力很大。何复生就把卫生部的医生、看护共20多人分为两个班，组成两个医疗所，一个收伤员，一个收病员，重伤员则转往于都等地的后方医院，总共收治了3000多名伤病员。何复生以身作则，带领大家为伤病员检查、包扎、换药、打针、手术、喂药、喂饭给水、端屎倒尿、消毒洗衣，没日没夜地工作。一天，红三军团总指挥彭德怀送信给何复生说，前沿阵地打死了许多敌人，尸体腐烂，臭气熏天，希望卫生部派人协助打扫战场。何复生看完信，立即率领看护和通信员等30余人，急行军半天，赶到前沿阵地，协助部队用2天半时间，掩埋尸体，打扫坑道，使工事内的卫生状况大为改善。同时，何复生亲自看望、处理尚未后送的伤病员，亲切慰问指战员。1934年8月14日凌晨，敌军一个师在飞机大炮掩护下，向红军阵地发起猛攻。何复生来到万年亭前线指挥所查看前线救护后送工作，忽然一架敌机袭来，一阵俯冲扫射，何复生身中数弹，当即倒在血泊中，壮烈牺牲。

### （六）宁都起义部队的医疗卫生工作

1931年12月14日，在中国共产党领导下，国民党第二十六路军1.7万余官兵为抗日反蒋,发动了宁都起义。这次起义沉重打击了国民党蒋介石“攘外必先安内”的反动政策,鼓舞了全国人民抗日反蒋的热情,壮大了红军力量,对巩固和发展中央苏区,增强苏区军民革命胜利的信心起到了重要作用。

1. 原国民党二十六路军驻宁都时的卫生状况

1931年初,二十六路军奉命从西北来到江西,特别是在“围剿”中央苏区败阵后,广大官兵产生了“五怕”:一怕红军,二怕下雨,三怕吃大米,四怕生病,五怕死在宁都喂狗。二十六路军大部分是北方人,来到江南,水土不服,饮食不适。部队进驻宁都时,正值盛夏酷暑,空气闷热,气候潮湿,许多官兵皮肤过敏或患疥疮。由于害怕红军袭击,部队禁止农民进城倒马桶、运粪便,城内大街小巷粪便横流,臭气熏天。部队军纪废弛,随意宰杀老百姓的猪、牛、鸡、狗,并随处乱扔牲畜内脏,滋生大量蚊蝇,引起霍乱、疟疾和痢疾流行,仅宁都城内的驻军患病者就达5000人。孙连仲等上层军官置士兵性命于不顾,贪污医药经费,大量购买伪劣药品,许多患病士兵得不到及时治疗而死亡,每天抬到城外掩埋的尸体有几十具,不到3个月,死亡数千人,城北郊荒山上葬满了一座座坟墓,饿狗在乱坟堆里争相啃食尸体。官兵见此情景无不心寒,甚至绝望地喃喃自语:“今天我埋你,我死了谁来埋我?”部队虽有医院和军医,但药品严重不足,只能看着患病士兵在痛苦中死去。

宁都县城被红色区域包围,成为一座孤城,部队生活困难,粮食短缺,士兵只能喝稀饭、吃发霉的大米,没有菜吃,经常以盐水下饭,忍饥挨饿,营养不良,不少士兵在饥饿中死去,甚至学兵连的10多匹骡马因粮草供应不上也全部死光。

2. 宁都起义后部队伤病员的救治工作

起义前夕，中央苏区军政领导人会同二十六路军中的中共特别支委对起义事项作了周密部署，并对伤病兵的救治工作进行了详细安排。临时中央政府派地下党员李肃到医院去，公开以苏维埃临时中央政府的名义慰劳、发动伤病兵，稳定伤病兵的情绪，宣传抗日革命道理，还专门组织医疗队，在石城的秋溪、龙岗、横江一带建立5所临时医院，准备医治起义军中的伤病员。

起义部队到达固厚时，当地群众用禾草搭起了简易篷屋，准备了许多大锅，烧满开水，帮助官兵换洗衣服，烫虱子、清洁消毒。医疗队迅速给伤病员进行初步治疗，用硫磺水给疥疮病人洗澡，对痢疾、疟疾病人进行隔离分治，然后再送往临时医院作进一步治疗。

在红五军团整编期间，中革军委主席朱德亲自到石城秋溪临时医院看望伤病员，叮嘱他们安心养病，伤病员十分感动。有的伤病员含着热泪说：在宁都时，因痢疾病死了几千个弟兄无人过问，今天到了红军部队，不但为我们治病，总司令还来看望我们，真是白区红区两重天！[①] 朱德指示医生要采用民间草药，尽快把伤病员治好。临时医院动员群众献药方，大量收购医治痢疾的中草药，由当地群众熬成汤汁给伤病员喂服。经过一段时间的集中治疗，伤病员基本痊愈归队，参加整编。

3. 随起义参加红军的医疗人员

作为国民党正规军，二十六路军具有较完备的医疗建制，军部设有军医处，处长为陈义厚。师、旅也设军医处，团设卫生队，连、排设卫生兵。军设后方医院，师、旅设野战医院。驻扎江西宁都时，部队将随军医院进行了缩编，城内仅设军医院，城外驻守部队设野战

---

① 李新芝，谭晓萍. 朱德纪事[M]. 北京：中央文献出版社，2011：255－256。

医院。各级医疗机构的医疗设施较为齐全,人员基本配齐,有军医、司药、护士和勤务员等。

二十六路军的大部分医务人员都是贫苦家庭出身,许多还接受过正规的医学教育,或者在部队接受过医务培训。所以,宁都起义为中国工农红军输送了一大批医疗技术人员,据史料记载,有名有姓的起义医务人员有陈义厚、姬鹏飞、刘瑞林、谷广善、李毅、刘放、靳来川、牛步云、李朝选、孟谦、吴生霭、张步峰、徐承俊、张化一、杨春华、李要亭、周敬吾、赵新民、许振东、郭成应、程正权、武延林、唐秉德、张州、丁振华、彭学文、刘效忠、李海林、王玉喜和张绪环等。他们中多数人在后来的战斗中英勇牺牲,也有一些因不习惯南方生活等原因领取路费后离开部队返回北方老家。此外,还有许多是史料未曾记载、无名无姓的起义医务人员,也为红军医疗卫生工作作出了贡献,甚至献出了宝贵的生命。

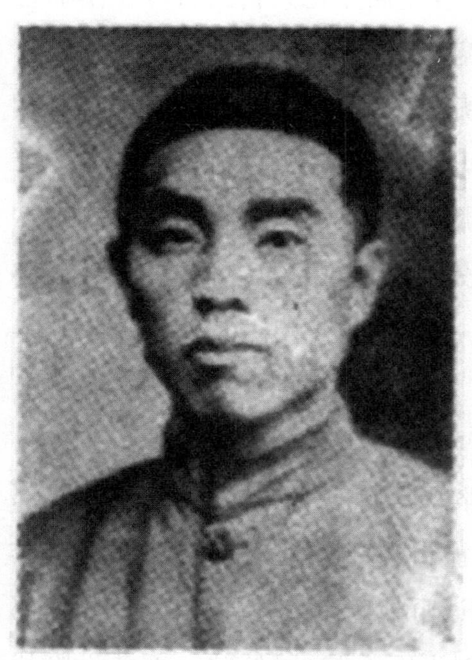

图1-5:中央苏区“四大名医”之一陈义厚

陈义厚(1899—1935),山东成武人。毕业于齐鲁医学院,后留学日本。回国后在国民党二十六路军任军医处处长。宁都起义后,任红五军团军医处处长兼第十三军军医处处长。1932年加入中国共产党。在红军第四次反“围剿”战场救护工作中,建立起绷带所—野战医院—兵战医院—后方医院—总医院的救护体系。与傅连暲、戴济民、李治被尊称为中央苏区医界“四大金刚”。1933 年 6 月，调任红军卫生学校校长，亲自制定教学计划、学习制度，组织创办《红色卫生》杂志，指导红军医疗卫生工作。1934 年 10 月，中央红军主力长征后，奉命留守中央苏区坚持斗争，任中央军区卫生部副部长，参加游击战争。1935 年春，不幸牺牲。

## 三、浴血坚持阶段（1934 年 10 月至 1937 年 10 月）

1934 年 10 月，中央红军主力长征出发前，中共中央决定成立中共中央分局和中央政府办事处，组建中央军区，项英任中央分局书记和中央军区司令员，陈毅任中央政府办事处主任，统一领导中央苏区和闽浙赣苏区的党政军工作。同时在中央军区内设立军区卫生部，漆鲁鱼任部长，陈义厚任副部长，王立中任政委，陈明任总务处长，张凯任政治部主任。

### （一）赣粤边游击区红军伤病员的安置工作

中央红军主力长征时，新成立的中央军区卫生部接管了中央苏区的医疗卫生工作，留守的医疗卫生工作机构继续医治红军伤病员。1934 年 10 月 10 日，中革军委命令“所有重病员一月难治好的，概送第四后方医院（九堡之下宋），务于十日午前十时前送完。”①红军长征后，安置伤病员成为医疗卫生工作的首要任务。项英指示各级党组织和区、乡苏维埃政府支持医疗卫生工作，妥善安

① 九堡，现瑞金九堡镇。高恩显，高良，陈锦石. 新中国预防医学历史资料选编（一）[M]. 北京：人民军医出版社，1986：213。

置红军伤病员。

得知中央红军向西突围后，蒋介石即令已进入中央苏区腹地的20多个师加速猛进，中央苏区日渐缩小。随着形势越来越严峻，中央分局决定突围，化整为零，分散斗争，以保存有生力量。“化整为零，分散斗争”遇到的最大困难是如何疏散众多伤病员。游击战争初期伤病员最多的医院是位于于都、会昌交界处高山密林中的一所医院，该医院收容了两三千名伤病员。疏散这些伤病员成为中央分局和医疗卫生单位最紧迫的任务。医院里的伤病员不知道形势危急，认为疏散后安全更没保障，都不愿意离开医院，更不愿意分散。中央分局委派陈毅赶到医院做伤病员思想工作。陈毅也受伤了（1934年8月在兴国老营盘指挥战斗中受重伤尚未痊愈），拄着拐杖，一跛一跛地来到伤病员面前说道：“野战军长征了，中央苏区的局势可能好，也可能不好，每个人都要作准备，回家种田也好，打游击也好。万一被敌人抓住了，不要叛变。也许野战军大发展，中央苏区恢复，那时你们再出来。”①陈毅正确分析了形势，重新燃起伤病员对革命的信心和希望，得到了他们的理解与支持。

在当地党组织的帮助下，陈毅深入群众，动员群众帮助安置伤病员。当地很多农家子弟都跟随中央红军长征了，几乎家家都缺劳动力，陈毅就说，把这些伤病员抬回家，给予照护，等他们伤病痊愈后，可以做儿子、做女婿，就是一个好劳动力。群众和红军血肉相连，都十分乐意掩护伤病员，纷纷跑到医院，没儿子的认领儿子，没女婿的认领女婿，背的背，抬的抬，接到各自家中，两三千名伤病员很快被安置完毕。他们每人领到5斤食盐，分散到了群众家里。

---

① 陈毅，肖华. 回忆中央苏区[M]. 南昌：江西人民出版社，1981：545。

伤病员安置好后，项英、陈毅等率领部队“九路突围”，与敌人周旋于崇山峻岭之中，开始了艰苦卓绝的游击战争。

### （二）闽赣边游击区红军伤病员的安置工作

1934年11月1日，有“红色小上海”之称的长汀县城失守。福建省委机关、福建省苏维埃政府、福建军区机关等后方机构迁至长汀县四都区。四都南与武平县接壤，西与江西瑞金、会昌毗邻，境内有归龙山脉。归龙山脉群山环伺，峰峦起伏，万木峥嵘，危岩深壑。此地可战、可守，是开展游击战争的理想之地。

1934年冬，福建军区后方医院也从濯田搬迁到了四都的下赖坝（今红都村），称四都医院。该院前身即为1929年6月创办的蛟洋红军医院。红军主力长征后，医院留守，由范一农负责从四都逐步向谢坊、琉璃坑、姜畲坑等山区撤退，将重伤病员分散到群众家里，派护士上门治疗。当时医院的救治条件十分简陋，没有任何器械设备，做手术时就用一块门板和两条凳子搭成简易手术台，手术刀用阉鸡刀代替，没有消毒措施和麻醉药。需要截肢时就用一根软木塞到伤员嘴里，几个人将伤员手脚摁住，将锯木头的锯子在火上烤一烤后直接锯。

曾任红军卫生材料厂厂长的唐义贞因有身孕未能参加长征。1934年11月初转移到长汀四都，在福建省委直属单位工作。12月，她随同福建省委转移，担任福建军区的助理医生，抢救了众多伤病员。1935年1月28日，唐义贞前往江西寻找陈毅部队时，在四都小金附近的乌蛟塘大山中被国民党军三十六师包围，不幸被俘，关押在四都下赖坝。行刑前，唐义贞将身上携带的一份机密文件揉成团塞进嘴里吞入肚中，被看守的国民党兵发现，遭到残忍剖腹，壮烈牺牲。

### （三）人民群众舍身支援游击战争

南方三年游击战争期间，国民党在军事上对游击区进行大规模的“清剿”，实行“山砍光、屋烧光、人杀光”的“三光政策”，叫嚣“大乱三天，大杀三年”“屋换石头，人要换种”“斩草除根，诛家灭族”，对苏区人民进行疯狂报复；在政治上张贴反动标语，实行严密联保连坐法；在经济上严密封锁游击区，强迫移民并村，控制圩场，限制人民购买生活用品的数量，致使游击队的衣、食、住、行等基本生活困难重重。在当地党组织的领导下，游击队紧紧依靠人民群众，同群众一起打土豪，把没收的财产分给群众，领导群众抗租、抗粮、抗债、抗税、抗丁，在人民群众心中形成巨大的吸引力，得到广大群众的真心拥护。因此，游击队伤员有人护理、物资有人供给、兵员有人补充。老百姓为掩护红军游击队宁可牺牲一切。

四都至今流传着“谷仓医院”的故事。四都客家农民有把谷仓建在屋外的习惯，即在住房外面的坪地上用木板建一个方形、像似小房间的谷仓，用来存放谷物。红军长征后，国民党军队天天进山“清剿”红军的留守部队。红军伤病员隐藏在当地群众家里，终究不是长久之计。国民党兵来搜山时，万一暴露了，不但红军伤病员活不成，群众也会受牵连。当地群众就想办法把伤病员转移到大山里，但大山里野兽毒蛇多，伤病员容易受到攻击，增加不必要的伤亡。群众就把村里最大的几个谷仓搬到山上，谷仓顶部盖上杉树皮防雨，伤病员住在里面既防潮又安全。村民轮流给伤病员送饭、采药、送药、换药，帮助掩埋伤重不治而牺牲的伤病员。尽管充满危险，但轮到执行任务的家庭往往二话不说，坚决服从安排，他们佯装挑东西，一次次把粮食、药品带上山，送进“谷仓医院”。村民们彼此也不谈论“谷仓医院”之事，以免走漏消息。“谷仓医院”伤愈的红军伤病员按照去留自愿的原则，有的分散到当地群众家里成为村民，有的返回原籍。“谷仓医院”因得到群众的严密保护，既隐蔽又安全，为救护红军伤病员立下了汗马功劳。完成了使命后，“谷仓医院”被村民拆除搬回村里。长久以来，“谷仓医院”一直不被当地村民提及，直到解放后村民才陆续谈起。①

三年游击战争期间，在闽东游击区，闽东独立师的后方医院和修械厂设在白云山支脉的竹洲山和屏峰山。许多老大爷把伤病员认作自己的儿子收留起来，许多年轻妇女把伤员认作自己的丈夫掩护下来。1936 年 10 月至 1937 年 2 月，国民党军队同当地民团三次焚劫竹洲山和屏峰山的 6 个畲族村，抓住 8 位老人和妇女，逼问他们红军后方医院和修械厂的地点，老人和妇女齐声回答“不知道”。恼羞成怒的敌人用马刀砍头威胁，烧了他们的房子、杀了区苏维埃主席，但最终仍一无所获，红军后方医院和修械厂一直未遭到破坏。

四都红军医院院长罗化成有一次行走山路时不小心被毒蛇咬伤，还好他学过医，自己迅速把伤口的毒血挤出，用溪水冲洗伤口，然后回到了隐藏的地方。但由于伤口未及时用药，毒液很快就蔓延到了腹部。眼看自己性命难保，为了不拖累同伴梁国斌，罗化成准备自己了结性命，被梁国斌极力劝住。万般无奈之下，梁国斌冒险回到镇里请求村民梁友三帮助筹集蛇药、干粮和盐。第二天，梁友三从家中出来，肩上挑着一副担子，一头谷箩，一头畚箕。谷箩里装着一个收死者尸骨用的陶罐，罐口上按本地习俗用红纸盖住，扎得

① 引自王坚著. 浴血归龙山[M]. 北京：解放军出版社，2011：40。

严严实实的,救命的蛇药和干粮就藏在陶罐里。畚箕里装着锄头铁锹和一些祭品。梁友三这一副给人收尸骨做坟墓的模样未引起镇口敌人岗哨的怀疑,顺利地把药品、干粮送到罗化成的手里。罗化成最终脱离了生命危险,一个月后伤口便痊愈了。

1935 年 9 月,陈毅来到信丰油山,在秘密交通员周篮嫂家养伤,[①]周篮嫂用草药土方给陈毅治疗,她每天从田埂上拔回一些辣蓼草、狗贴耳(鱼腥草)等草药加点盐放在锅里煮,煮出药味后就用水桶舀起给陈毅洗伤口,同时用围裙遮住桶面,让药水的热气熏伤口。周篮嫂还把狗贴耳和蚂蚁窝一起捣烂,制成药饼敷贴在陈毅的伤口上,用布条捆扎好。经过一段时间的反复熏洗、敷贴,陈毅红肿的伤口终于慢慢好起来。

尽管环境十分险恶,但是群众却千方百计地支援红军游击队。当国民党政府实行"移民并村",赶群众出山之际,群众把自己的口粮、食盐等物资埋在地下,做好暗记留给红军游击队。当国民党军队逼着群众一起搜山时,群众把竹竿掏空,在里面装上粮食、盐、药品等,丢在深山里,等游击队去捡拾。每到耕种季节,群众回来耕田,也会带些粮食进山,宁可自己少吃,也要留给游击队。在红军游击队活动区域,只要红军游击队一进坑,当地的青壮年便自觉组织站岗、放哨,发现国民党军队进山,即高喊"东边牛吃禾了!""西边猪吃菜了!"等暗语暗示红军游击队隐蔽。红军游击队打土豪或袭击国民党军驻地时,群众先侦察敌情,后当向导,有的还和红军游击队一道参加战斗。正是人民群众的支援和保护,有效减少了游击队员的伤亡,从而使红军游击队在极其艰苦的环境中得以生存和发

---

① 1934 年 8 月 28 日,陈毅在兴国老营盘指挥作战时右大腿中弹重伤,没能参加长征,留在中央苏区开展游击战争。

展。正如陈毅所说,在那样艰苦残酷的长期斗争中,没有人民的积极支持,没有与人民生死与共的团结,要想坚持下来是不可能的。

毛泽东指出:“革命战争是群众的战争,只有动员群众才能进行战争,只有依靠群众才能进行战争。”[①]在极端艰难的游击战争时期,红军游击队能够顽强地坚持下来,保存革命的有生力量,靠的就是广大人民群众的无私奉献和全力支持。也正是在人民群众的支持下,红军游击队在军事实力与敌人异常悬殊的形势下,灵活机动开展斗争,才从生存到发展到壮大,赢得了三年游击战争的最后胜利。

① 《毛泽东选集》(第一卷)[M].北京:人民出版社,1991:136。

红医故事链接：

## 张子清献盐[①]

张子清(1902—1930)，湖南益阳人，中国工农红军早期著名将领。1928年4月27日，时任工农革命军第一师参谋长兼第一团团长的张子清，在湖南酃县接龙桥为掩护朱德、陈毅部队转移的战斗中，一颗子弹击中了他的左脚踝骨，住进了茅坪红军医院。医院没有设备、没有麻醉药，经医生多次手术，也未能取出嵌在骨头里的子弹。毛泽东动员张子清去长沙大医院治疗，他却说："我的伤可以派人护送到长沙去治疗，还有这么多受伤的同志，他们又怎么样呢？我不能影响他们的情绪啊！"

因医院缺少消炎药一类的西药，张子清的伤口只能用盐水进行清洗。盐又是奇缺物资，战友们看望张子清时，就把平时一点一点省下的盐送给他洗伤口用，但他不舍得用，把战友们送的盐用油纸包好，放在枕头下，以备急需。后来，医院的伤员骤增，很多伤员因伤口得不到有效控制而恶化。张子清就把盐拿出来，交给护士排长说："盐不多，一定要把重伤员的伤口洗一洗。"1930年5月，年仅29岁的张子清因伤口感染，病情恶化不幸牺牲。

---

① 肖梓才. 张子清师长盐献[N]. 井冈山报，2017-2-6(A6).

# 第二章　中央苏区医疗卫生管理机构

建立和完善医疗卫生管理体制是推进医疗卫生事业健康发展的重要保证。中央苏区时期，党和苏维埃政府高度重视医疗卫生管理机构的建设，将德才兼备、富有工作经验和管理能力的医务骨干安排在重要岗位，切实加强党对医疗卫生工作的领导，提升医疗卫生工作效率。中央苏区医疗卫生领导机构和行政管理，分军队和政府两个系统设置，两者相互协调，又统筹兼顾，共同推进苏区医疗卫生事业的建设与发展。

## 一、红军部队医疗卫生机构

1927 年 9 月，红军在“三湾改编”中开始设立卫生队，其主要职责是收治伤病员，目的是把伤病员与战斗员分开，使战斗员轻装上阵，提高部队作战的机动性和战斗力。1928 年 11 月 16 日，红四军第六次党的代表大会决议案中指出，在军队组织中要特别健全卫生队、担架队等组织，并须训练专门人才。这是红军第一次从军队建设的高度明确卫生机构的设置问题。

1929 年 1 月，红四军进军赣南、闽西时，军部设有直属卫生队，各团设卫生队，主要负责收治伤病员。3 月，红四军在长汀进行整编，编成 3 个纵队，纵队设卫生队，一纵队卫生队队长张纲，二纵队卫生队队长叶青山（成立时没有队长，1930 年后任命叶青山为队长），三纵队卫生队队长张令彬。军部设军医处，鲍平任处长，下设医务科、运输队、管理科和医院。1930 年 1 月，由江西红二、四团和吉安靖卫大队起义部队组建的红六军（后改为红三军）设立军医处，1931 年至 1932 年军医处处长为钱壮飞①，后为姜齐贤。4 月，由红四军三纵队和闽西南地方武装组建的红十二军也设军医处，处长为张令彬。

### （一）中央红军卫生机构

#### 1. 红一军团卫生机构

医疗卫生机构不健全影响红军发展和战斗力的提高。古田会议后，红军部队高度重视各级卫生机构建设，但由于卫生管理干部缺乏，卫生机关未能得到迅速建立。

1930 年 6 月，根据中共中央决定组建红军正规军团的指示精神，红三军、红四军、红十二军组成红一军团，军团起初未设立卫生机构，但下辖的三个军均设立军医处。

1931 年 9 月，红一军团正式设立军医处，姜齐贤任处长。1932 年 9 月，军团军医处改为军团卫生部，姜齐贤任部长，叶青山任副部长，戴济民任医务主任。

---

① 钱壮飞（1896—1935），浙江湖州人。1915 年考入北京医科专门学校，毕业后在北京行医。1926 年加入中国共产党。“4・12”反革命政变后，曾在河南开封冯玉祥部当过一段时间的军医，后来到上海从事地下工作，被誉为中共隐蔽战线的“龙潭三杰”之一。1931 年 4 月，顾顺章事件后，因身份暴露而进入中央苏区，担任红三军军医处处长。后任中革军委政治保卫局局长等职，1934 年 10 月参加长征。1935 年 4 月在贵州息烽殉难。2009 年 9 月，被评为 100 位为新中国成立作出突出贡献的英雄模范人物之一。

2. 红三军团卫生机构

1930 年 6 月，红五军扩编为红三军团，辖红五、红八军。在湖北大冶游击时，大冶普爱医院何复生（地下党员）、饶正锡、陈春甫、石恩赐和陈复汉等被动员到军队工作。6 月 24 日，彭德怀、滕代远签署成立红三军团总医院的命令，并授“中国工农红军第三军团总医院”番号，任命何复生为院长，设政委 1 人。总医院作为军团最高卫生机构，行使全军医疗卫生管理工作。9 月，红三军团第二次攻打长沙后，逐步组建军、师一级卫生机构，军设军医院，师设军医处（设处长 1 人）。红五军军医院院长饶正锡（当年 12 月起为陈春甫），红八军军医院院长戴道生。第二次反“围剿”战争期间，刘惠农调任总医院政委，加强总医院的党政工作。

1933 年夏，红三军团总医院改组为红三军团卫生部，师军医处改为师卫生部，团设卫生队，营设卫生所，连设卫生员。何复生任军团卫生部部长，刘惠农任政委，戴正华、饶正锡先后任医务主任。军团卫生部除直辖 2 个野战医疗所，战时展开为野战医院外，还设有一所医务政治学校，让学员边学习、边工作。这所学校培养了百余名医生、数百名护士和大批卫生员，充实了部队的卫生技术力量。

3. 红五军团卫生机构

红五军团为 1931 年 12 月宁都起义的原国民党第二十六路军改编组成。红五军团成立后，军团设军医处，师设军医处，团设卫生队，营、连设卫生员。陈义厚任军团军医处处长（1933 年 6 月由姬鹏飞接任）兼红十三军军医处长，刘瑞林任红十四军军医处长，姬鹏飞任红十五军军医处长。

4. 红七、八、九军团卫生机构

红九军团成立于 1933 年 10 月 28 日，军团长罗炳辉，政委蔡树藩，参谋长郭天民，政治部主任李涛（后分别由蔡书彬、黄火青接任）。1934年2月，军团卫生部成立，张令彬任部长，程村樵任医务主任。师、团两级卫生机构的建立早于军团卫生部，随军团成立而建立。师设卫生部，团设卫生队，营设卫生所，连设卫生员。1935年3月，吴清培接任军团卫生部长，蒋耀德接任医务主任。

1933年10月，根据中共中央军委的命令，红七军团正式成立，军团长寻淮洲，政治委员萧劲光，军团卫生部部长谭时清。

1934年9月，由红七军团二十一师和中央红军直属二十三师合编组成红八军团，军团长周昆，政委黄甦，参谋长唐濬（后为张云逸），政治部主任罗荣桓，军团卫生部部长侯友诚（侯政），医务主任宋杰。

5. 红一方面军卫生机构

1930年8月，红一军团、红三军团在湖南浏阳永和市会师，经两军团前委联席会议决定，组成红一方面军，共计3万余人。朱德任方面军总司令，毛泽东任总前委书记兼方面军总政治委员。

红一方面军成立之初未组建方面军卫生机构。但各军团、军、师大多设立了军医处（三军团实行“总院制”），团（纵队）有卫生队，并在后方都建有医院。

1932年后，红一方面军各部队卫生机构有了基本统一的编制。方面军、军团设卫生部，师设卫生处（后改为卫生部），团设卫生队，连设卫生员。

1933年5月3日，中革军委发布《关于委任红一方面军各机关负责人员的通令》，组建红一方面军卫生部，任命彭真为卫生部长（因其尚在后方担任红军卫生学校校长，部长一职暂由卫生部政委王立中兼任），张令彬为第一兵站医院院长，顾正钧为第二兵站医院院长，俞忠良为第三兵站医院院长。12月，方面军领导机构撤销时方面军卫生部同时撤销，彭真调中革军委总卫生部任保健局局长。

尽管因战时条件的限制，红军各医疗机构的组织和员额未能按规定编制完全落实，但由于全军统一的卫生勤务编制逐步得到确定，各类卫生机构的职责、任务和隶属关系逐步得以明确，红军卫生勤务组织形成了体系。

### （二）中革军委总卫生部的成立

1931年1月15日，根据中共中央指示，中共苏区中央局和中华苏维埃中央革命军事委员会（简称“中央军委”）在江西宁都小布成立。2、3月间，中央军委具体办事机构先后成立，设总政治部（主任毛泽东）、总参谋部（代理部长朱云卿）、经理部（部长范树德）、财政部（部长杨立三）、军医处（处长贺诚）、政治保卫处（处长王稼祥）。因贺诚从上海前往中央苏区途中滞留在福建未到职，军医处工作未开展。4月，贺诚抵达江西永丰龙冈中央军委所在地，开始正式履职并着手组建军医处。

1931年11月25日，“一苏大会”后，中华苏维埃共和国中央革命军事委员会（简称“中革军委”）成立，红一方面军总司令、总政治部及其机构被撤销。红一方面军所属部队由中革军委直接领导，称中央红军。

中革军委下设总政治部、总参谋部、总经理部、总军医处等机构。贺诚任总军医处处长，陈志方任医务主任。总军医处成立后，即充实工作人员，设立办事机构，履行工作职责。总军医处最初只设医政科和总务科两个科。陈志方兼任医政科科长，负责医疗管理

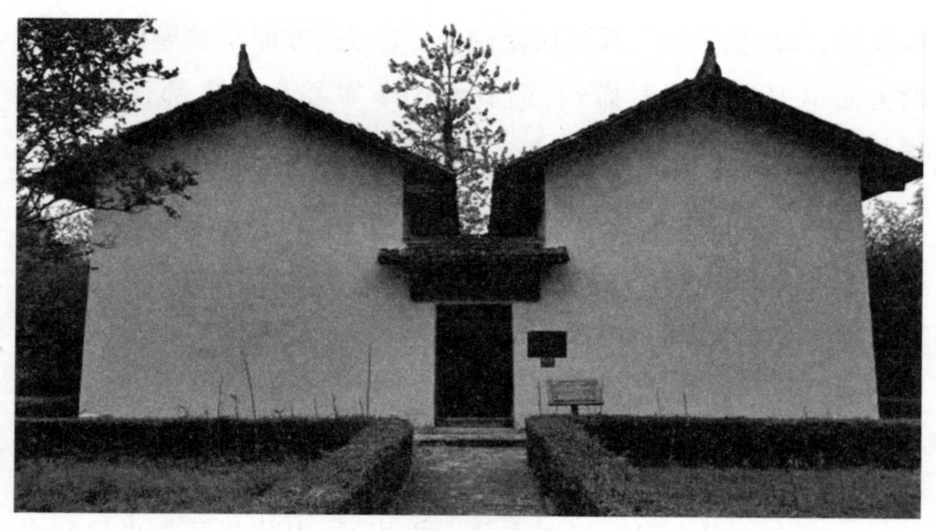

图 2－1：中革军委总卫生部旧址（瑞金乌石垅）

（含医院管理、部队伤病员的收容后送管理、卫生干部管理等）和教育训练等工作。陈明任总务科科长，负责机关办公事务和供给工作等。后来，随着业务管理日益扩大，总军医处增设了卫生科（负责卫生防疫和卫生宣传教育工作）和政治部。

陈志方（1906—1990），江苏无锡人。1924 年在家乡参加中国共产党领导的地下活动，组织动员工人、学生参加反帝救国活动。1926 年加入共产主义青年团，1927 年转入中国共产党。入党后，积极参加无锡地区的秋收暴动。1931 年初，陈志方受党组织派遣来到中央苏区，历任闽西军区军医处处长、中央军委代总军医处处长、中革军委总卫生部医政局局长兼红军军医学校教务主任、校长等职。他是红军早期医务工作的主要领导人之一。在反“围剿”战争期间，陈志方组织领导了攻打赣州、龙岩、漳州、广东水口等战役的前线伤员救治工作。在创办红军军医学校的工作中，他认真贯彻执行培养“政治坚定、技术优良的红色医生”的方针，自编教材讲义，边打仗、边教学、边实践，为革命战争培养和造就了不少杰出的医务工作者和医务领导骨干。1934 年 10 月，陈志方参加了长征，任中革军委总卫生部后方办事处主任兼红军卫生学校校长。长征途中，他负责红军中央纵队和干部休养连医疗、救护和保健工作，还在培训医务工作者等方面，做了大量卓有成效的工作。在同张国焘分裂活动的斗争中，坚持真理，立场坚定，遭到迫害，被迫离开了他所热爱的红军卫生战线。长征结束后，成为人民军队出色的政工干部。

1932 年 4 月，为统一指导和管理所有红军后方各组织的工作，中革军委设立后方办事处，杨立三为办事处主任，倪志侠为政治委员。红军总医院及其直属第一分院、残废院、各军团后方医院、军医处材料科、红军休养所等划归后方办事处管理。中革军委总军医处一直跟随红军部队在前线，前后方战线过长，对后方工作疏于管理。后方办事处的成立承担了总军医处部分后方职责，既有利于后方勤务工作的统筹协调，又有利于总军医处专心于前方医院建设和伤病员的救治工作。

1932 年 9 月，中革军委总军医处改为中革军委总卫生部，所属各科改称局、处，军团和师的军医处也改称卫生部（此时军的建制被取消，由军团直接指挥师）。随着红军医疗卫生工作的不断加强，总卫生部的职责管理越来越广泛，机构设置也日趋完善。1933 年底，总卫生部的机构设置如下：

总卫生部部长：贺诚。

政委：贺诚（兼）。

1. 下设机构：

（1）总务处：处长陈明，设通讯科、文书科、供给科、管理科。（2）医政局：局长陈志方，设第一、第二科。第一科负责管理医政、人事;第二科负责医教。(3)保健局:局长先后由彭真、漆鲁鱼、姬鹏飞担任。局下不设科,设巡视员若干人,负责管理卫生防疫和保健工作。(4)药材局:局长唐义贞,设保管供应科、生产采购科。(5)医院政治部:主任倪志侠,因未到职由刘石代理。

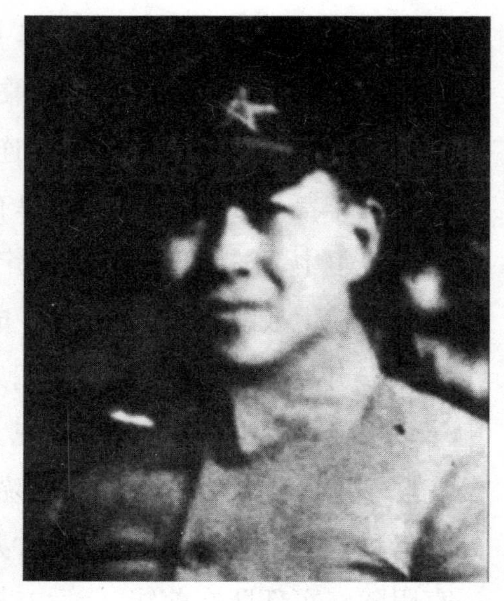

图2-2:人民卫生事业的开拓者贺诚

2. 直属机构:

(1)红军卫生学校:校长先后由贺诚(兼)、彭真、陈义厚担任。(2)红军卫生材料厂:厂长唐义贞(兼),下设设计股、制造股、出纳股。(3)《健康》报社。(4)红军总医院。(5)第1~10后方医院。(6)红军残废院。(7)红军疗养所。

3. 战时统一指挥的下级业务机构:

(1)红一方面军卫生部。(2)兵站医院。(3)预备医院。(4)各军区卫生部。

中革军委总军医处更名为总卫生部,一是标志着红军部队的卫生工作彻底与旧式军队决裂。红军建军初期,医疗卫生序列一直沿用旧式军队"军医处"的称谓,救护体制也沿用旧式军队的做法,人民军队卫生工作的特征不明显;二是凸显了人民军队医疗卫生工作的性质,总卫生部内设立医院政治部,体现了党对军队及卫生工作的绝对领导;三是标志着部队卫生工作的重心向卫生防疫转移。过去军医处的主要工作职责是医治伤病员，而总卫生部将疾病预防纳入工作职责范围，不仅救死扶伤，更注重防病治病。

### （三）红军各级卫生机构工作职责

1933 年 9 月，中革军委总卫生部发布《师以上卫生勤务纲要》，明确规定了总卫生部及师以上卫生机构的工作职责。总卫生部为中革军委的直属机构，统辖全国红军医疗卫生工作，并明确了其下设各机构的工作职责：

1. 医政局（司）负责：(1)医院及一切医疗机关的设计与管理事项；(2)医生、司药及一切卫生人员的管理教育事项；(3)医疗调查统计事项；(4)负伤人员的诊断及最后裁判、鉴定与抚恤事项；(5)卫生法令、决议的审查事项；(6)军用兽类的医疗管理事项等。

2. 保健局（司）负责：(1)营房、饮食、服装、给水、排水、除秽等营养卫生实施计划事项；(2)防疫、防毒的实施计划事项；(3)卫生宣传教育与卫生运动的实施与计划事宜；(4)健康检查与卫生试验事项；(5)军用兽类的保健事项；(6)保健调查统计事项等。

3. 药材局（司）负责：(1)卫生材料的出纳稽核及报销事项；(2)卫生材料保管与检查事宜；(3)卫生材料采买与分配的实施计划事项；(4)军用兽类的卫生材料及蹄铁出纳、稽核事项等。

4. 总务处负责：(1)收发、分配、撰辑、保存及缮写与油印文件事宜；(2)命令的公布事项；(3)典守印信事项；(4)本部与所属各机关人员的考查与任免事项；(5)本部人员的管理教育事宜；(6)本部及所属各机关的经费出纳、审核事项；(7)出版物的发行事项；(8)本部一切庶务及不属于各局的事项等。

5. 巡视员：主要对各卫生单位的行政工作、医疗情况、部队和医院的卫生情况、政治工作、教育状况等进行巡查与督促，要求客观公正、如实反映。巡视方式主要有召集各种会议了解情况、突击考察、个别谈话等。

## 二、苏维埃政府医疗卫生机构

中央苏区苏维埃政府系统一开始并未专设医疗卫生机构，直到苏维埃临时中央政府成立后，地方各级卫生机构才相继建立起来。苏维埃中央执行委员会第一次全体会议审议通过的《地方苏维埃政府的暂行组织条例》中规定，省、县、区苏维埃政府都要成立卫生领导机构，省、县、区三级成立卫生部，城市苏维埃政府成立卫生科。

### （一）卫生管理局的成立

随着苏维埃运动的不断高涨，国民党加紧对中央苏区进行经济封锁和军事“围剿”，苏区军民伤亡甚多，医疗卫生工作任务极为繁重，药品器材来源十分困难。为加强地方医疗卫生工作，有效组织药源，减少疾病，保障军民健康，1931 年 12 月初，苏维埃临时中央政府内务人民委员部内设立了卫生管理局。由于人员紧缺，卫生管理局成立时与中革军委总军医处合署办公，局长一职由贺诚兼任，局内只设医务科和保健科。尽管机构设置和人员配备均不完善，但卫生管理局的成立标志着苏维埃政府系统的最高卫生管理机构从此诞生。

1932 年 6 月 9 日，苏维埃临时中央政府人民委员会第 16 次常会[1]通过《内务部的暂行组织纲要》，规定在内务人民委员部下暂时设立市政管理局、行政局、卫生管理局、交通管理局、社会保证管理局、邮电管理局。再次明确了卫生管理局这一机构，同时规定其工作职责是："管理医院，预防和制止瘟疫与传染病，注意公共卫生，检查车船、公共食堂及人民住宅之清洁，考验并监督医生和药剂师，检查药品及药材之营业等。"[2]

根据实际工作情况，卫生管理局的主要职能是：

1. 进行地方各级基层卫生组织的组建、健全和管理工作。

2. 负责起草卫生条例，制订卫生教育计划，开展卫生知识宣传普及工作，培训卫生行政管理干部。

3. 组织实施卫生运动，制订卫生运动工作计划，指导各级卫生组织开展卫生运动。

4. 发展公共医药事业，设立公共诊疗所和药业合作社。

5. 加强医药行业管理，对医生实施登记和考核，建立药店登记、检查制度。

卫生管理局成立后，红军部队和苏维埃政府系统的医疗卫生工作分工逐渐明晰，但由于政府系统卫生管理人员紧缺，工作人员配备不全，卫生管理局初期未设专门业务机构，而是与中革军委总军医处合署办公，大量地方性的卫生业务工作仍由红军卫生机构承担。

### （二）地方各级政府卫生机构

1931 年 11 月 27 日，中华苏维埃共和国中央执行委员会第一

---

① 当时对该会议的称谓。

② 赣南医学院苏区卫生研究中心. 中央苏区卫生工作史料汇编[M]. 北京：解放军出版社，2012：146。

次会议通过的《地方苏维埃政府的暂行组织条例》规定，城市苏维埃（中央和省的直属市除外）设卫生科，配卫生科员1人；区、县、省执行委员会之下设卫生部，县、省级卫生部配卫生部长1人。这一规定因地方政府懂业务的工作人员不足而未得到执行。

1932年6月9日，《内务部的暂行组织纲要》特别说明中要求，城市苏维埃、区、县、省的卫生部（或科），暂时不单独设立。卫生业务工作由省、县两级内务部之下设卫生科来负责。省、县级卫生科设科长1人。在必要时可通过设立卫生委员会的形式来解决工作人员不足的问题。委员会由3~5人组成，卫生科长任主任，聘请专门人才为委员。委员会由主任（卫生科长）召集，主要研究讨论辖区内卫生工作重大事项，落实上级工作任务等，其工作职责与卫生管理局相同，委员会可指派委员督查、指导卫生工作的开展。

1933年7月，为了推动苏区卫生运动的深入开展，鉴于各级苏维埃政府卫生机构不健全的现实状况，卫生管理局制定了《五个月卫生工作计划》，一是强调要健全各级卫生组织机构，充实卫生人员，5个月内完成。二是规定以乡为单位设立卫生委员会，区、市、县统一设卫生科长（市设股）1人，省设卫生科长1人、科员1人；卫生管理局设局长1人，下设医务科（科长1人，科员1人）、保健科（科长1人，科员1人）。三是指示各级卫生科长应由懂业务的专门人员或了解卫生常识的人担任。四是决定开办2期卫生行政人员培训班，培训学员100名，缓解地方卫生行政管理人员匮乏、卫生行政干部紧缺等问题。

1933年12月12日，中华苏维埃共和国颁布《地方苏维埃暂行组织法（草案）》，从法规角度规定各区、县苏维埃政府内务部下设立卫生科，并明确其职责是："管理关于群众卫生运动之指导，医院、诊疗所、疗养所之指导，医生之登记和考核，药店之检查，药材合作社之组织，医药教育等。”①

至此，中央苏区苏维埃政府系统的各级卫生机构基本建立，红色区域内人民群众的“生疮害病”问题、人民群众“十分盼望的疾病卫生问题”，开始得到各级苏维埃政府的重视，有了专门机构和专门工作人员负责。之后，各种基层医药单位迅速发展起来，“工农医院”“贫民医院”“公共诊疗所”及“红色药店”“药业合作社”等医疗机构迅速组建，苏区广大人民群众的疾病防治有了基本保障。这是中国历史上开天辟地的伟大创举，是中国共产党代表最广大人民根本利益的伟大实践和治国安民的重要举措。

① 中共江西省委党史研究室等.中央革命根据地历史资料文库·政权系统(8)[M].北京:中央文献出版社,南昌:江西人民出版社,2013:1219。

红医故事链接:

## 让贺诚去指挥打针而不是打仗

贺诚(1901—1992),四川射洪人,开国中将。1925 年加入中国共产党。1926 年国立北京大学医学院毕业后,被派往广东国民革命军中做医务工作,并参加北伐战争。1927 年参加广州起义,任起义总指挥部军医处处长。中央苏区时期,先后任中革军委总军医处处长,红军总医院院长兼政治委员,中革军委抚恤委员会主任,中革军委总卫生部部长兼政治委员,并兼红军军医学校校长和政治委员,中央内务部卫生管理局局长等职。新中国成立后,先后任解放军总后勤部副部长兼卫生部部长,国家卫生部党组书记兼第一副部长,军事医学科学院院长等职。

1931 年 7 月,贺诚刚到中央苏区不久,军委派一个警卫团和一个炮兵团去攻打宁都赖村和东塘,项英指派贺诚随军行动,要求贺诚在部队打开之后,做群众工作。贺诚当时担任了军委后方委员会委员、组织部长,同时还兼任赖村东塘工作委员会主任,于是他参与指挥这次战斗,但炮弹打光了,赖村没能打下来,部队被迫撤出了战斗。在战斗总结时,项英提出要贺诚作检查,并给予处分,正好被毛泽东遇上。了解情况后,毛泽东当即哈哈大笑地说:你应该让贺诚去指挥打针,而不是让他去指挥打仗。

贺诚是我党早期卫生工作的卓越领导者,在中央苏区担任中革军委总军医处处长和总卫生部部长兼中央内务部卫生管理局局长期间,健全和统一了红军各级卫生机构的管理体制,确立了比较正规的卫生勤务指挥体系和工作原则;颁布了《卫生法规》等一系列规章制度,促进了医院建设的较快发展和医疗技术水平的明显提高;提出了“预防第一”的卫生工作方针,开展了群众性卫生运动和卫生宣传工作,大力倡导民众移风易俗,极大提高了苏区军民的防病抗病能力和健康水平;开办红军军医(卫生)学校,培养了一批政治坚定、技术优良的红色医生;创办《健康》《红色卫生》等报刊,为提高医疗技术提供交流阵地;建立红军卫生材料厂,打破国民党的封锁,缓解了苏区医药紧缺状况;提出“一切为了伤病员”的卫生工作原则,加强医疗卫生队伍政治思想建设等,为中央苏区医疗卫生事业的发展作出了不朽的功勋,成为人民医疗卫生事业的奠基人。

# 第三章　中央苏区医疗救护机构

中央苏区的主要医疗救护机构是红色医院。在中央苏区创建、发展过程中,中国共产党十分重视红色医院建设。1928 年 10 月,毛泽东提出要“建设较好的红军医院”。红军转战赣南、闽西后,在地方党组织和苏维埃政府的支持下,红军医院不断建立。红军医务人员跟随部队南征北战,红军医院或转移,或就地撤并,或转交当地苏维埃政府接管,皆成为苏区重要医疗机构。据史料记载,到 1934 年 10 月长征前夕,红军部队所开设的医院类型有:总医院、后方医院、野战医院、兵站医院、预备医院、残废院、疗养院、卫生学校附属医院等。苏维埃政府系统所开设的医院类型有:中央红色医院、苏维埃国家医院、贫民医院(免费医院、诊疗所)、药业合作社及军区医院等。

## 一、红军医院的类型

中央苏区时期,红军医院的数量随着历次反“围剿”战争中伤病员的增加而不断增加。到 1934 年 10 月,中革军委总卫生部直属的医院有:10 所后方医院、10 所预备医院、6 所兵站医院、2 所残废院和1所疗养院。

### (一)总医院

从1930年8月红一方面军成立后至1931年4月中央军委军医处设立前,红军部队医疗管理普遍实行"总院制"模式,即方面军的医疗管理事务由总医院负责,总医院既是医疗机构,又是领导和管理机关,下属各分院才是单纯的医疗业务机构。总医院既要从事医疗工作,又要兼管行政事务,属于医政合一的机构,并通过设置分院来实现医务人员及药品器械的合理调配。

军委军医处成立后,红军总医院是军医处直属的规模较大的医院,为单纯的医疗服务机构,但为了便于管理,军医处将一定区域内的医院编入总医院,作为其分院,每个分院又设若干个医疗所,但总医院仍具有军医处的部分医院管理职能,起到统筹协调救治力量的作用。

### (二)后方医院、野战医院

"红军后方医院"的称谓始于1930年底第一次反"围剿"战争期间。当时军团设置了野战医院,随部队行动,而留在后方收治伤病员的医院,则称为后方医院。后方医院一般设置在相对安全稳定的地区,医疗设备和技术力量也相对较好,主要接收由野战医院初步处理后转来的重伤员。

野战医院由军团或军所设立,配备院长1人、医生3人、看护员15至20人不等,随军行动,部队转移时需要立即跟随转移。野战医院一般部署在距离战场20~30里的隐蔽地点,主要开展弹片摘除、伤口缝合等手术,伤员头部和截肢手术则由后方医院负责。第二次反“围剿”战争中，红一方面军总部对野战医院的职能作了明确规定，即野战医院主要救治一个月内能治愈的轻伤员，一个月内不能治愈的重伤员则转送后方医院。

红四军转战赣南、闽西时所设立的东固医院、蛟洋医院属于后方医院。第一次反“围剿”战争时，东固医院、茶岭医院和吉安红色医院（驻富田）为后方医院；阳城医院、赖家坪医院则为野战医院。此时，因战斗时间短和作战区域不大，后方医院和野战医院并无太大区别，阳城医院和赖家坪医院就未曾离开原驻扎地随军行动。

第二次反“围剿”战争中，后方医院和野战医院在收治功能上开始区分，野战医院正式形成。红军一开始将富田、东固、茶岭红军医院设为后方医院，但因战线向东扩展，前后方距离过大，红军便又在宁都小布设立新的后方医院，收治广昌战斗、建宁战斗的重伤员。同时在广昌、苦竹、建宁设立野战医院。由于收治重心东移，后方医院相对空虚，警卫力量不足，常常遭受地方反动武装的侵袭和骚扰，医院被毁和伤病员遇害的事件时有发生，因此后方医院经常转移。

第三次反“围剿”战争中，因作战区域不大，茶岭、东固红军医院仍为后方医院，各军团、军的野战医院先后设于良村、黄陂和老营盘等地区。

第四次反“围剿”战争中，为了安全，后方医院开始使用番号，即第 1 至第 10 后方医院。因此，在公开报道中只出现第 × 后方医院或第 × 医院的称谓，加上医院处于不断的变动中，以致无法准确把握各医院的成立时间、迁移线路及隶属关系。同时，一些后方医院根据战事需要，也会改为临时野战医院或预备医院。长征前夕，大多数后方医院进行了整编，整编后的医院一部分随军长征，一部分留在中央苏区继续承担救治伤病员的任务。

### （三）兵站医院

1930 年 11 月第一次反“围剿”战争前，为配合红一方面军的战略部署，办理红军给养和负责伤员后送事宜，江西省苏维埃政府建立了 3 个兵站处。这是中央苏区由苏维埃政府建立起来的最早的兵站。1931 年 5 月下旬广昌战斗前，红一方面军在宁都小布设立后方医院的同时，在洛口设立伤兵转运站，将广昌战斗中的伤病员经野战医院处理后送至洛口伤兵转运站，再转送到小布后方医院。这是部队兵站的最初形式，伤员后送体系（野战医院—伤兵转运站—后方医院）开始形成。

第三次反“围剿”战争胜利后的 1932 年，中央红军开始进攻性作战。为保障伤员收治工作，除各军团开设野战医院外，中革军委总军医处还在适当位置开设了临时医院，担负收容转运伤员至后方医院的任务。1932 年 8 月 14 日，中革军委和总政治部发布通令，规定由军委会、总政治部、总军医处、各军团、各军专门组织转运伤兵委员会，负责转运伤病兵及收容落伍兵。委员会由政治部派一名得力的干部负责，政治部成员负责动员群众转运伤兵的政治工作，军医处成员负责伤兵的医务工作，司令部成员负责伤兵的给养、设营等工作。

由于野战医院距离后方医院较远，红军重伤员在转运途中经常出现各种意外情况，兵站也时常遇到医疗救治上的棘手问题。1933 年春，为加强战地工作的统一领导，中央组成了战地工作委员会

（简称“战委会”）[①]，并决定按兵站线配置兵站医院和组建预备医院。兵站医院接受总兵站指挥部领导，主要负责转运伤兵过程中的伤情处置工作。兵站医院下设3～4个所，一般情况下，兵站大站布设医院院部携同1～2个医疗所，中站和主干线上小站布设1个医疗所。每个医疗所配有所长、政治指导员、医生各1人，看护15人，另设管理排和运输队，管理排负责事务工作，运输队由战委会统一分配的民工担架队组成。至此，伤员救护及后送体系（绷带所—野战医院—兵站医院—后方医院）完整地建立起来。

1933年5月3日，中革军委任命张令彬为第一兵站医院院长，顾正钧为第二兵站医院院长，俞忠良为第三兵站医院院长。

### （四）预备医院

在兵站医院设立的同时，红军预备医院也开始建立。预备医院主要负责接收兵站医院的伤员和留治轻伤员，预备医院由战委会直接调遣，医务人员由总卫生部调配。兵站医院一般不接纳住院伤病员，其职责是根据伤员伤情，将伤员进行分流，把需要进行大手术的重伤员送往后方医院，把需要紧急抢救的危重伤员或需要住院治疗的轻伤员送往预备医院。预备医院的设置，克服了野战医院与后方医院距离过长的问题，是战场救护体系的重要补充，对缓解野战医院和后方医院的压力、提高救治效率、减少伤病员转送过程中的痛苦具有重要作用。

---

① 战委会的任务是：担任作战的军需运输、打扫战场、收送伤员、押送俘虏、采办粮秣以及送信、引路等工作，使红军在干脆消灭敌人后，尽快转移突击方向，顺畅扩张战果。见项英军事文选[M].北京：中共中央党校出版社，2003：141。

### （五）残废院

红军残废院[①]是为作战致残又无家可归的红军战士专门设置的融医疗、康复、休养于一体的医疗机构。1931 年 11 月，刚成立的中华苏维埃共和国临时中央政府即颁布《中国工农红军优待条例》，其中第 14 条明确规定："国家设立残废院，凡因战争或在红军服务中而残废者入院休养，一切生活费用由国家供给。"

1932 年 1 月 3 日，红军残废院正式成立，地址设胜利县（今江西于都银坑、兴国古龙岗一带），直属中革军委总卫生部领导，下设 4 个休养所，另设有训练队和勤务队，收容了各红军医院转送来的残疾人员共计 480 多人。该院创建之初，条件非常简陋，大量物品如棉衣、棉被、洗脸盆、痰盂等为红三军攻打于都宽田、上宝土围缴获所赠送。残废院建立了消费合作社，保障残疾军人就近购买日常生活用品。院部建立了列宁室（后称俱乐部），订有红色书籍报刊供休养人员阅读，还添置了娱乐器具，经常自编自演文明剧，丰富残疾人员的文化活动。

残废院的建设得到了当地群众的大力支持，建院所需的铺板、禾草等生活用具都是群众捐献，当地群众还经常到院里慰问，保证了残废院的供给；残废院也组织宣传队和耕田队，到农村做宣传工作，帮助驻地红军家属耕田收割，解决红军家属劳动力缺乏等后顾之忧。

在残废院休养的军人们在党组织的领导下，积极开展劳动技能训练，大力发展生产、开垦荒地、发展养殖，不仅保证了自给自足、自

① 残废院是当时的称谓。

食其力，减轻政府负担，甚至有时还将蔬菜、肉类等食物供给前方部队。他们积极响应苏维埃政府的号召，开展节省运动，积极购买政府公债或退还公债。部分残疾军人经过残废院康复、休养后出院，参加地方工作，发动群众参军参战。

中央苏区时期，除临时中央政府创办的红军残废院外，福建军区也创办了后方残废院。

## 二、中央苏区的知名医院

在红军伤病员救护工作中，中央苏区遵循毛泽东“建设较好的红军医院”的指示精神，大力发展、完善红军医疗救治机构，创办了一批颇有影响力的医院，在革命战争和苏区医疗卫生事业发展中发挥了重要作用。

### （一）汀州福音医院、中央红色医院

福建汀州福音医院，原名“亚盛顿医馆”，是1908年由英国人创立的教会医院。1925年受“五卅运动”影响，亚盛顿医馆的外籍院长、医生、护士相继逃离汀州，傅连暲被推选为医馆院长。不久，亚盛顿医馆改名为“福音医院”。

亚盛顿医馆是基督教会在闽西地区创办的第一所西医医院。该院设备较为先进，许多医疗器械和药品都产自英国，其中还有一套专门做白内障手术的器具。该院的英国医生对诸如截肢、取子弹、切除阑尾、摘除白内障等手术可谓技术娴熟、富有经验，吸引了汀州所属8县及邻省的病人前来就诊治病。为扩大业务，该院招收当地青年学习西医，并作为医务助理帮助治疗病人。该院培养了许

多西医人才，为福建带来了先进的医疗技术，推动了西医及西方近代科学知识在汀州的传播。

福音医院设外科、妇产科、五官科、骨科、皮肤科等科室；划分了挂号室、门诊室、药房、药库、礼堂、膳厅、男女病房等区域；有手术室和化验室，手术室配有 2 台消毒锅炉，各类手术器具比较齐全，化验室配备了显微镜及化验小便所用的器材。福音医院的科室分工布局及专门化管理制度，为中央苏区医院管理提供了借鉴和参考。

苏区时期，福音医院一直保持着教会医院的牌子，为党和红军做了不少有益的工作。"五卅运动"后，该院外国医生陆续逃离，留在该院的本地医务人员大都出身于贫苦和被压迫家庭，他们同情共产党，同情革命。1927 年 8 月南昌起义部队南下时，该院在傅连暲率领下积极救治起义军伤病员，随后又以教会医院的名义秘密为红军服务。1928 年冬，福音医院通过院长傅连暲得知一些共产党员有危险，立刻通知相关人员，使 15 名革命同志得以安全撤离。1929 年，毛泽东、朱德率领红四军进入汀州城，该院用 3 周时间为全军官兵普遍接种了牛痘疫苗，防止了天花的蔓延。

1929 年 3 月，红军进入闽西，建立革命委员会，长汀成为红色区域。1930 年 10 月后，赣南、闽西苏区遭到国民党军队几次大规模军事"围剿"，缺医少药状况日益严峻，福音医院院长傅连暲派送叶青山等人携带医药器材参加红军，同时以教会医院的名义为红军购买药品器材，筹集医药经费。该院还遵照党的指示，在上海、汕头、峰市、上杭等地建立了多家药房，这些药房不仅是红军和中央苏区收集、采购药材的秘密场所，还是党和革命同志的秘密联络点。

根据毛泽东的指示精神，傅连暲依托医院的技术力量，创办了红色看护学校和红色医务学校，为革命队伍培养了一批医务人员。

1933年3月，福音医院连同学校搬至瑞金朱坊，正式改称为“中央红色医院”，福音医院的历史至此结束。福音医院是第一所为红军部队服务的医院，在当时具有极大影响力，为中国革命和医疗卫生事业作出了重大贡献。

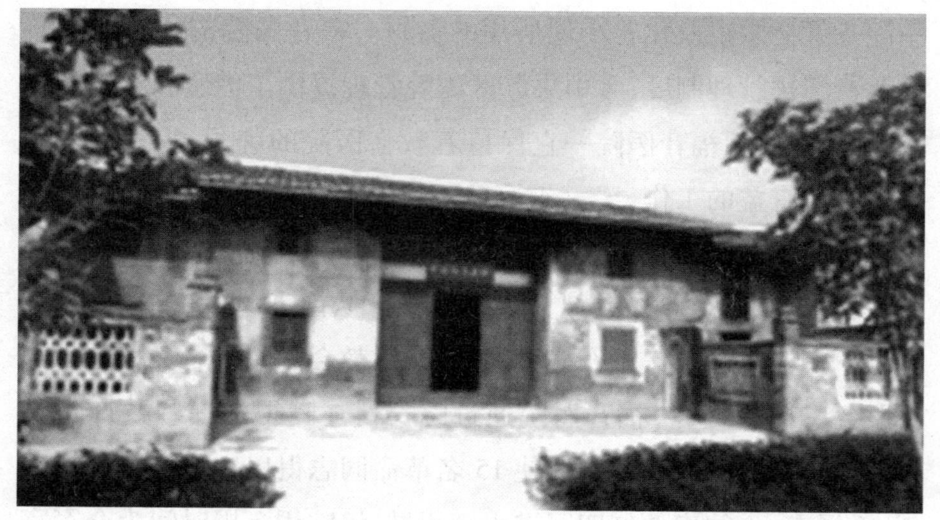

图3-1：中央红色医院旧址（瑞金叶坪）

### （二）蛟洋红军医院、闽西红军医院

蛟洋红军医院创办于1929年6月，是红四军自下井冈山、出征赣南闽西以来建立的第一所医院。

蛟洋位于福建上杭、龙岩、连城三县腹地，红四军到来前，当地革命政权已经建立，群众基础好。红四军“三打龙岩”等战斗后，红军伤病员增加，需要有个安定场所治疗休养。经与闽西党组织商议，红四军决定在蛟洋石背村傅家祠设立红军医院。石背村林密竹茂，环境幽静，安全隐蔽。傅家祠共有2座祠堂，40多个房间，可容纳300余人。

红四军派懂中医的军部副官陈永林任院长，闽西地方党组织派王俊恒任党代表兼中医。当地苏维埃政府先后聘请了江寻一等当地医生和3名看护员充当医务人员。江寻一是该院唯一的西医医官，曾经在厦门学习西医两年多，完成学业后回家乡龙岩小池开诊所。红四军经过小池时，其诊所接收了不少伤病员，受到红军战士的普遍赞扬。蛟洋医院筹建时，经伤病员们举荐，当地苏维埃政府立即聘请江寻一到医院工作。他欣然允诺，携带诊所手术器械、药品来到蛟洋医院。中共闽西特委书记邓子恢对江寻一格外关照，每月发给生活费大洋30元。江寻一对蛟洋医院的治病疗伤工作发挥了重要作用。

蛟洋群众全力支持红军医院，医院的一切生活杂务，如上山砍柴、烧火做饭、洗衣看护、伙食供应等全部由当地群众承担。几乎所有成年男子都参加了担架队，帮助红军抬送伤病员；妇女们组织了义务洗衣队，帮助伤病员换洗衣服、被褥。每逢节日，蛟洋干部群众送去肉、蛋、米糕等慰问伤病员。苏维埃政府专门设立豆腐坊，为伤病员磨豆浆、做豆腐，加强营养。

蛟洋医院设备非常简陋，只有听诊器、注射器、止血钳、镊子、剪刀、小手术刀、缝合针、托盘等少量器械。医院所需的药品均委托当地永生堂和全春堂两家药店帮助购买，其中以中药材为主，西药尤其是麻醉药极少。医院没有药柜，仅有的少量药品放在一张方桌上。毛泽东、朱德等领导人十分关心医院建设，指示不管条件多么困难，都要保证每名伤病员每月6元伙食费和1元零用钱。毛泽东、贺子珍居住在蛟洋文昌阁期间，经常到医院调查研究，看望、慰问伤病员，还给医院送去3斤冰糖和20多盒罐头牛奶，嘱咐江寻一分发给伤病员。朱德看到伤病员隆冬季节穿的衣服很单薄,回军部后立即送去取暖用的木炭和铁火盆。领导们的关怀,极大鼓舞了红军伤病员,增强了他们克服困难、战胜伤病的精神力量。

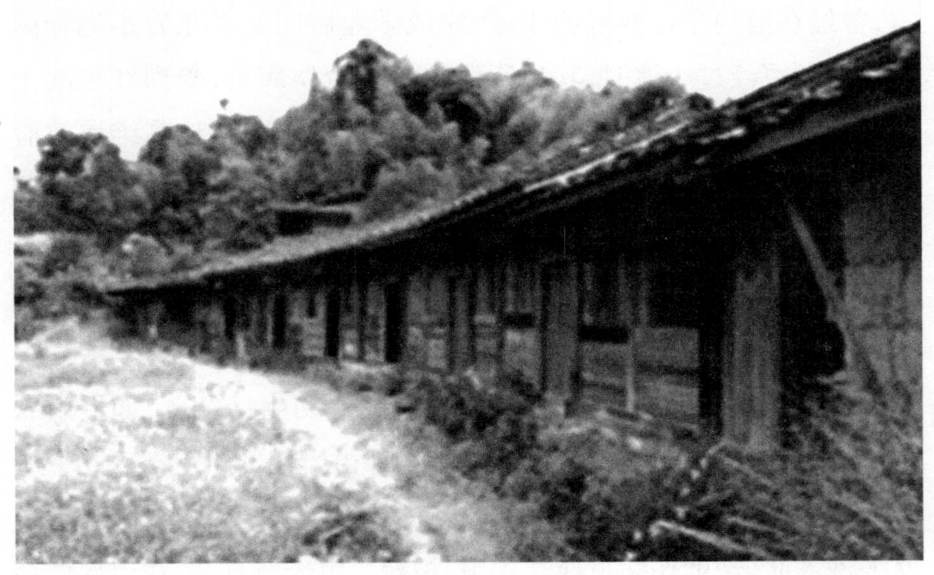

图 3-2:蛟洋红军医院旧址(上杭蛟洋)

古田会议后,红四军转战江西,蛟洋红军医院转交闽西党组织领导。1930 年 1 月,由于闽粤赣三省敌军的"围剿",医院转移到上杭古田小吴地。红四军收复龙岩后,医院从小吴地迁到龙岩城里的爱华医院(美国基督教正公会于 1919 年创办的教会医院),更名为闽西红军医院,伤病员有 300 多人,生活条件和医疗条件得到较大改善。

1930 年 11 月,敌军攻占龙岩,闽西红军医院迁往小池,驻禾南厝,改为红十二军闽西后方医院,院长为罗化成,政委为王俊恒,伤病员大约有 300 人。

1931 年 2 月，医院又迁往上杭芒园，分为伤员部和病员部。伤员部分散于上杭小和坑的文昌阁、大塘背等处；病员部又称闽西红军医院中医部，驻大洋坝，故称大洋坝红军医院。贺诚进入中央苏区时曾在大洋坝红军医院停留，并感到“医院里严重缺医缺药，比两年前我在海陆丰工作的医疗条件还差，伤病员很痛苦。这使我感到改进红军医疗卫生状况的任务是很繁重的。”①

1932 年 2 月福建军区成立，并编有军医处。闽西后方医院改为福建军区后方总医院，同时迁往长汀四都，院长为罗化成。

1934 年 10 月中央红军长征后，医院留守，由院长范一农负责从长汀四都逐步向谢坊、琉璃坑、姜畲坑等山区撤退。重伤病员分散寄居在群众家里，派护士治疗。1935 年 5 月，医院工作人员合并到军区开展游击战争。由蛟洋红军医院发展起来的福建军区后方总医院至此解散。

### （三）红军总医院、红军卫生学校附属医院

1930 年 8 月 24 日，红一方面军决定进攻长沙，敌军坚守工事不出，红军两次总攻未果，遂于 9 月 12 日撤围并转移到湘赣边界株洲、醴陵、萍乡一带休整。

10 月 4 日，红一军团攻占吉安。10 月 7 日，江西省苏维埃政府在吉安成立，曾山任主席。这时，在吉安赣江东岸青原山净居寺及附近的阳明书院有红一军团攻打长沙时的 1000 多名伤病员，急需组织医疗力量进行医治。时任红军第十二军军长罗炳辉与吉安城内名医戴济民交往甚笃。在罗炳辉引见下，毛泽东、朱德等来到戴

① 中国人民解放军历史资料丛书编审委员会. 后勤工作・史料回忆（1）［M］. 北京：解放军出版社，1994：504。

济民家,动员其为红军伤病员治病疗伤。

随后,戴济民、曾山等一起来到青原山看望伤病员。“一到庙中,看到遍地睡的都是伤病员,既没有床铺又无盖被,下面光垫草,上面只盖皮、棉袍子,室内臭气熏人,苍蝇麇集乱撞。揭开伤员的盖衣,只见骨折伤口和腹部伤口不仅流脓,同时成堆的蛆粘遍伤口,已有三天无医无药,缺人护理。还有痢疾病员,不能起床大小便,均拉在裤子里或草铺上。”①于是,戴济民决心为伤病员治疗。他与曾山商量,就以青原山净居寺为院址组建一所医院,取名为“吉安红色医院”。医院下分4个连,第一连医治重伤员、第二连医治轻伤员、第三连医治烂疤子(下腿溃疡)、第四连医治病员。医院设院长、副院长、政治委员、医务主任、总务科、司务长、警卫班,医院各连设连长、副连长、连指导员、总务干事、司务长、看护兵。医院院长由部队派来的一名干部担任,戴济民任医务主任。包括戴济民在内,全院共有7名医生,陈子刚、邹南山等6人均由戴济民动员而来。

面对1000多名伤病员,医院治疗工作十分艰巨,医务人员“每日不但得不到一顿暖饭,甚至连四个钟头的安眠也不容易。”经过精心治疗,大部分伤病员先后出院归队,剩下300多名重伤员留院继续治疗。

1930年11月初,红一方面军开始第一次反“围剿”战争,吉安红色医院随部队撤离吉安迁到江西永丰君埠,成为红一方面军的随军后方医院,后又转移到吉安富田一带。1931年3月,第二次反“围剿”战争前夕,为做好救护准备工作,红一方面军将吉安红色医院、茶岭医院和江西红二、四独立团开办的东固医院合编为红色总

---

① 高恩显,高良,陈锦石.新中国预防医学历史资料选编(一)[M].北京:人民军医出版社,1986:310。

医院，由江西省苏维埃政府管理，院长戴济民，政委李用之。医院院部驻吉安富田，同时将吉安红色医院改称为红色第一分院，东固医院改称为红色第二分院，每个分院设休养所或休养连。第二次反“围剿”战争开始后，医院转由红一方面军领导，并在吉安南垄设立第三分院，在兴国石印设立第四分院。

1931 年 7 月，红一方面军开始第三次反“围剿”战争，因敌军进犯东固地区，红色总医院由富田转移到兴国鼎龙茶岭。茶岭村位于兴国县城东北约 40 里，是个山上的小平原，周围森林密布，环境幽静，既便于隐蔽，又利于伤病员的休养治疗。总医院院部和治疗科室均设在两层楼的曾氏住宅内，伤病员分住村内老百姓家中。医院有了稳定的环境，加上反“围剿”战争中有几位被俘国民党军医参加红军，技术力量得到加强，医疗水平不断提高。8 月 11 日宁都黄陂战斗后，总医院在兴国高兴圩设立了一所分院，收容黄陂战斗伤员 300 多名。9 月，李用之调走，贺诚兼任总医院政委。在贺诚、戴济民的努力下，总医院的工作有了较快发展，并正式更名为“中国工农红军总医院”。1932 年 3 月，戴济民调往福建军区工作，医院院长由王立中接任。

茶岭红军总医院除设有多个分院外，还在附近设了 5 个医疗所。第一、二所收治普通病员，第三、四所收治重伤员，第五所收治轻伤员。5 个医疗所只有第五所驻在山下，其他 4 所均在山上。送往茶岭的伤病员都要经过第五所分诊，相对较轻的伤病员留在第五医疗所救治，其他需要进行截肢手术或较长时间医治的重伤病员送往山上相应的医疗所救治。

茶岭红军总医院不仅医治红军伤病员，还专门开设了 10 多张病床用于平时收治群众，鼎龙周围的群众患者持乡苏维埃政府的介

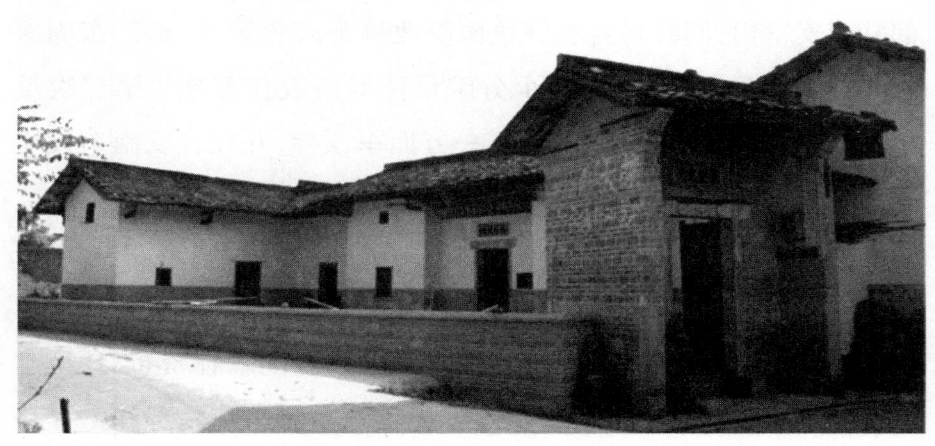

图 3－3：红军总医院旧址（兴国茶岭）

绍信即可到总医院免费就诊治疗。医院与当地群众相处融洽，建立了良好的军民关系，支持茶岭村群众生产耕种，农忙时节派出医务人员帮助插秧、收割，借钱给农民买耕牛；开展文娱活动，举办演出晚会，邀请当地干部群众到场观看；经常指导、参加当地党政会议，相互通报中心工作或征求意见。医院转移时，当地群众万般不舍，自发帮忙抬运伤病员和医疗物品。

1932 年 8 月，红军军医学校从于都迁往茶岭，军医学校校长彭真兼任红军总医院院长，总医院成为军医学校的附属医院，王立中任军医学校政委兼红军总医院政委。

1933 年 3 月，红军军医学校更名为“中国工农红军卫生学校”。8 月，红军卫生学校由茶岭迁至瑞金叶坪，红军总医院随后亦搬迁而来，并与中央红色医院合并，正式成为红军卫生学校附属医院。红军总医院的名称至此停用。

### (四)小布红军医院

小布红军医院是第二次反“围剿”战争期间组建的一所后方医院。小布位于江西宁都北部山区,是前后方交通联络要道上的一个村落,南邻黄陂,东通洛口,西可达红军医院后方基地的东固地区。苏区时期,小布是中共苏区中央局和苏维埃中央军委的诞生地,是中央苏区第一次反“围剿”战争红军集结地和指挥中心。

1931 年 5 月,第二次反“围剿”战争打响,红军势如破竹,横扫 700 里,直击福建建宁。随着战线由西向东延伸,与后方医院越来越远,伤病员的救护工作困难加大。5 月 25 日,攻打广昌时,红一方面军总前委决定在小布设后方医院,在洛口设伤兵转送站。小布红军医院由此成立。院长戴济民,政委彭振雁(后为谢焕辉)。院部设在高田新木坑陈家大屋,该屋为地主于清末年间所建,是两层砖木结构房,楼上楼下共有 100 余间房间。

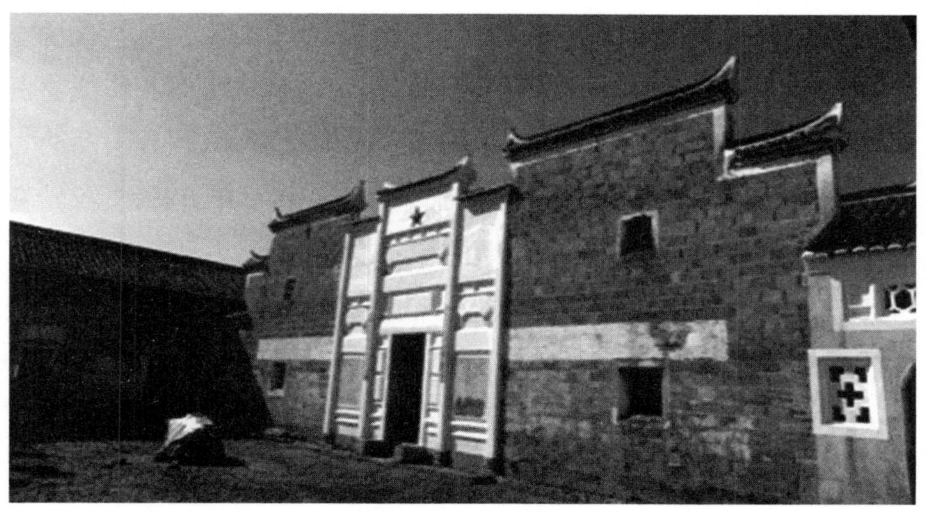

图 3 -4:小布红军医院旧址(宁都小布)

据当地亲历者回忆，第一次反“围剿”战争时，红军曾在陈家大屋设有一所医疗所。第二次反“围剿”战争时设立小布后方医院，在层坑、横照、韶坊还设有3个分院，医院能做截肢和腹部手术。小布群众基础好，医院得到当地群众的大力支持。群众把自家的门板拆下给医院作病床，为医院提供粮食、蔬菜、禾草等，乡苏维埃政府组织担架队、洗衣队、慰劳队到医院服务。当年担任高田妇女干事的林春桃回忆说，她去医院帮伤病员洗衣服、绷带和纱布10多次。“在家吃过早饭去，衣服洗干净，晒干折叠好，分别送还给各人就回来，中午在医院吃饭，傍晚就回家”。医院也给当地百姓治病。曾任高田乡苏维埃政府干部的黄良厚右腿跟部患病，肿得厉害，行走不方便。医院院长用马把他送到韶坊医疗所做手术，几天后脚疾就好了。村民黄菊秀害眼疾，快要瞎了，经医院治疗后恢复了视力。黄菊秀十分感激，专门做了一双布鞋送给医生。①

第二次反“围剿”战争之后，小布一直是红军伤病员救治的重地。1932年8月8日，乐安、宜黄战役时，红一方面军在小布设立了兵站和兵站医院，小布成为前方连接后方的兵站干线和作战物资的供应枢纽。

1932年9月，红一方面军第三次卫生会议在小布召开，会议转变了红军卫生工作的理念，即由重治疗转变为重预防、以预防为主，在红军卫生工作史上具有里程碑的意义。也正是在这次会议上，传达了中革军委的决定，将“中革军委总军医处”改为“中革军委总卫生部”。

1933年3月，第四次反“围剿”战争的草台岗战役时，红一方面军仍在小布设置后方医院。

---

① 曾庆圭.关于红一方面军总后方医院旧址的调查记录(1975－8－15)[Z].摘自宁都县博物馆馆藏资料。

红医故事链接：

## 黄秀子的烂脚终于治好啦！

1933年夏，兴国鼎龙下茶岭黄秀子的烂脚病，经过红军总医院两年多的免费治疗，终于痊愈了。这一消息迅速传遍了整个山村，村民们无不为之高兴，特别是故事的主人公——黄秀子，更是逢人就说红军好，千感谢万感谢徐医官，还不时撸起裤子让大家看看治好了的双脚。事情还得从两年前说起。

1931年夏天，中国工农红军总医院从兴国城岗搬迁到鼎龙茶岭。该院院部设在上茶岭的士布段曾屋，在附近的猪兜窝、新屋下等村子里设立了5个所。该院不仅医治红军伤病员，也特别关心当地群众的身体健康，专门设立了10多张病床，为当地群众治病之用。当时鼎龙周围的农民群众有病都到医院去，并得到免费治疗。住院群众不但看病免费，而且还有伙食尾子分。不少群众经过住院治疗，不仅病好了，而且分到了伙食尾子回家。

下茶岭有位中年妇女叫黄秀子，不知什么原因，1931年春后，好端端的一双脚却无名肿痛地烂了起来。她先是找些清热解毒的草药，捣烂后敷上，不见好转；又找当地民间医生医治，结果钱花了，烂脚却一直未治好。乡亲们说何不找红军总医院的医官们看看，还免费呢。于是，黄秀子来到医院，接待她的是徐医官。

徐健医生在认真检查了黄秀子的两只脚后，也皱起了眉头。由于当时红军医院一是严重缺乏药品特别是消炎和抗生素等西药；二是几乎没有检查、分析的仪器设备，只能凭借医生个人的经验和知识开展诊断和治疗。徐健医生也从未治疗过此类皮肤类疾病，只能试试看地诊断、下药，并请黄秀子入院治疗。

黄秀子和丈夫是主要劳动力，家里又分了几亩田，还有几个未成年的孩子，农家妇女家里家外都离不开身、脱不了手。因此，治疗时断时续，农忙即出院，农闲时才去医院看医生、抓药，万不得已才入院治疗几天。徐健医生每次都仔细检查、诊断、下药，中西医并用，以中草药为主。每次出院，徐健医生总是叮嘱黄秀子要及时服药、搽药，按时复诊。

就这样，经过两年多的反复治疗，黄秀子的烂脚终于治好了，而且没有出一分钱。黄秀子心里有说不出的高兴，和丈夫商量要好好感谢徐医官，就抓了一只大落鸡直奔总医院去。见到徐健医生就说："徐医官，十分感谢你治好了我的脚病！因为家里没有什么拿得出手的东西，捉只落鸡给你吃，补补身子。"徐健医生不肯接受，经再三推让，徐健医生拿出两块银元给黄秀子，才收下她的落鸡。

从此，在兴国鼎龙红军医官两年多为村民免费治好烂脚病的故事传颂至今。

# 第四章　中央苏区医疗卫生队伍

中央苏区医疗卫生队伍以医生、司药和看护员为主体，他们均受过专业技术培训，既具有为红军伤病员治病疗伤的过硬本领，又具有为苏区军民服务的革命情操。中央苏区时期，广大医务人员在枪林弹雨中救治伤病员，为老百姓看病诊疗，为保存红军战斗力和保障苏区军民健康作出了重要贡献。

## 一、医疗卫生队伍的主要来源

医务人员对于苏维埃革命发展至关重要。毛泽东把“建设较好的红军医院”作为巩固根据地的三大条件之一。但是，当时的形势却是一个收容300名伤病员的医疗所，一般只有一个医生，有时甚至还配不到一个医生。看护工作基本上是由当地毫无经验的青年妇女和儿童团来做。1928年11月，毛泽东给中共中央写报告请求中央派几名西医到红军中来。1929年古田会议上，毛泽东指出：“全军各部队卫生机关不健全，医官少，药少，担架设备不充分，办事人少与不健全，以致有许多伤病兵不但得不到充分治疗，即大概的初步治疗有时都得不到。”“全军军事政治机关对伤病兵的注意不充分”。[①] 兴国茶岭红色总医院刚组建时，仅有 3 名医生、11 名看护员，医院下设了 3 个医疗所，最远的离总医院有 10～20 里，3 名医生每天采取巡回医疗的办法到各所医治伤病员，救治任务十分繁重。充实医务人员、强化医疗队伍建设，成为摆在中国共产党和红军领导人面前的迫切问题。

当时，中央苏区医务人员的来源主要有以下四个渠道：

### （一）上级派遣

为了解决各红军部队医务人员奇缺的困境，驻上海的中共中央采取了多种措施。1930 年 2 月，中共中央军事部鉴于各地红军突飞猛进的发展，尤其对军医等技术人才“甚感缺乏”的问题，在工作报告中提出：除各级党组织以及中央要尽量寻找外，急需从在莫斯科学习的中国留学生中抽调一批人转为学习军医等技术。因此，唐义贞、王立中、彭真等一批正在莫斯科留学的青年被紧急调去接受医务训练班培训，并指定回国后从事医务工作。

1931 年春开始，中共中央陆续向各苏区派遣医务技术骨干。其中派到中央苏区的有贺诚、陈志方、彭真、王立中、唐义贞等，他们为苏区医疗卫生事业的建设与发展发挥了举足轻重的作用。如陈志方，在中央苏区先后担任闽粤赣军区军医处处长、中革军委总卫生部医政局局长、红军军医学校教育长等职，任劳任怨，勤恳工作，为红军卫生勤务工作的发展作出了杰出贡献。唐义贞、彭真、王立中等在中央苏区均担任医疗卫生工作的重要职务，并在革命战争中先后英勇牺牲。

---

① 中共中央文献研究室. 毛泽东文集(第一卷)[M]. 北京：人民出版社，1993：110－111。

### （二）动员地方医师

动员地方医师参加红军是解决军医奇缺的应急良策。红军每到一地，便动员当地医师到红军医院帮助医治伤病员。如红八军军长何长工动员湖北大冶普爱医院的医师何复生、饶正锡、陈春甫、陈复汉、石恩赐等携带药品器械加入红军，组建了红三军团总医院，后又动员戴道生等医师到总医院工作。

1930 年 7 月，闽西苏维埃政府发出通告，要求“各级政府尽量搜罗，并招请各地专门医治枪伤的中医生送本政府介绍到医院服务”。在当地苏维埃政府的动员下，上杭才溪民间骨伤科医师王坤发、王赠接父子发挥中医特长，积极为红军服务。1930 年上杭才溪区苏维埃政府为收治赤卫军伤病员需要，在下才村设立临时医疗所，聘请王坤发、王赠接父子到医疗所工作，王赠接将药铺所有设备捐赠给了医疗所。1932 年上杭苏区扩大，才溪成为比较巩固、安全的区域，该医疗所改建为福建军区后方中医医院，王赠接任院长。

1930 年 10 月初，红军攻克吉安后，毛泽东亲自动员吉安名医戴济民创办红军医院。1933 年春，经毛泽东动员，傅连暲放弃优越生活，捐献全部家产，将福音医院从长汀搬到瑞金，改名为“中央红色医院”，被誉为“苏区第一个模范”。

然而，动员民间医师参加红军伤病员救治工作仅仅是权宜之策。这些民间医生有的不愿意离开故土跟随红军转战南北，在红军部队撤离后选择留在当地继续医治伤病员；有的起初愿意追随红军，但最终因无法忍受红军部队的艰苦生活还是选择离开；只有少部分意志坚定者自始至终跟随红军部队，兢兢业业为红军服务。红七军中原有不少广西当地中草药医师，但最终仅有 3 人跟随红七军转战千里来到中央苏区。

(三)改造国民党军医

加入红军的国民党军医有的是在战场上被俘的,有的是随军起义的,他们大多数受过专业训练。中国共产党往往尽最大努力争取转化他们,给予他们政治上、经济上的优厚待遇和生活上的特殊照顾,使其留用。不少被俘军医加入了中国共产党,成为红军医疗卫生队伍的技术骨干,甚至走上了领导岗位,为中央苏区医疗卫生事业的发展作出了重要贡献,其中,李治、姜齐贤、戴正华、孙仪之、王斌、陈义厚等就是典型代表。

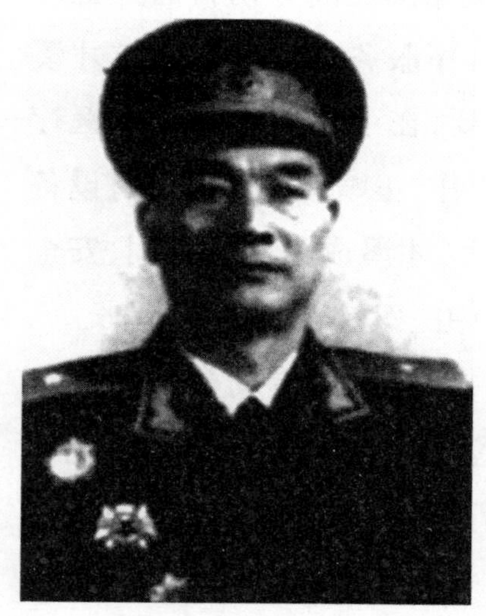

图 4-1:中央苏区"四大名医"之一李治

李治(1899—1989),江西永新人,上海南洋医科大学毕业后,在南昌开设私人诊所。1930 年被逼从军,在国民党军张辉瓒部任上尉军医。第一次反"围剿"战争中被俘,经动员参加红军,并担任红军第四分院医务主任,负责救治在第一次反"围剿"战争中的红军伤员,救治率极高,仅有 2 名腹部重伤员牺牲。李治 1931 年加入中国共产党,先后担任红军第一后方医院医务主任、院长,红军军医学校教员。红军长征时,李治担任干部休养所医务主任,负责两个干部休养连的医务工作。周恩来在长征途中患阿米巴痢疾高烧不退,经李治抢救治疗,转危为安。长征结束后,李治因劳累过度而患重病,昏迷不醒。毛泽东专程去看望，随后派人送去一篮鸡蛋，并附了张字条，李治同志不能死！1955 年李治被授予少将军衔。

姜齐贤（1905—1976），湖南湘乡人，毕业于湘雅医学专门学校，曾任国民党军第九师军医处中校军医主任，1931 年 9 月在江西老营盘战斗中被俘，加入红军。毛泽东在得知姜齐贤原为国民党军医，称赞姜齐贤说，革命不分早晚，我代表红军欢迎你这个湘乡的小老乡。姜齐贤先后任红三军第七师医务主任、军医处处长，红一军团卫生部副部长、部长，红一方面军卫生部部长等职。中央苏区时期，姜齐贤负责修订了《卫生法规》，建立健全各级卫生机构，兴办制药厂，培养医务卫生人才，改善红军医疗卫生状况。1955 年被授予少将军衔。

孙仪之（1906—1986），安徽六安人，早年先后在当地和青岛教会医院学医深造。曾任国民党军第五十二师团卫生队队长，在第四次反“围剿”战争中被俘，经动员参加红军，先后任红军卫生学校教员、教务主任，负责病理学和内科学教学。他起草编写了《卫生法规》，并由中革军委总卫生部颁布实施，对加强红军医疗卫生管理发挥了重要作用。长征时，担任干部休养连医生，负责照顾董必武、徐特立、谢觉哉、成仿吾、邓颖超等重要领导干部。贺子珍遭敌机轰炸受伤后，孙仪之和李治冒着敌机扫射的危险就地为其救治。长征途中，孙仪之被提任为红军卫生学校教务主任。红军到陕北后，他升任为红军卫生学校副校长。1955 年被授予少将军衔。

俞翰西（1902—1935），浙江嵊州人，毕业于浙江省立医药专门学校，曾任国民党第十八军团卫生队队长，在第四次反“围剿”战争中被俘后参加红军，担任红军卫生学校教员，负责耳鼻喉科和皮肤科课程教学。在休息日和课余时间，他带领学员种菜、养鸡，上山挖草药、烧炭。他还到附属医院给伤病员诊病,同时给驻地群众治病,深受百姓喜爱。他治教严谨又不失风趣幽默,伤病员、学员和群众均称赞他“是一位好医生、好教员”。长征途中,他既要上课,又要治病,甚至还要采制草药。1935 年 4 月,俞翰西在贵州省紫云五里牌遭敌机扫射,英勇牺牲。

此外,还有曾守蓉、李延年、胡广仁等,原本都是国民党军医,被俘或起义后也在红军卫生学校担任教员。他们发挥自身所学,精心执教,竭尽所能培养红军医疗卫生人才。

### (四)自主培养

红军医疗队伍的构成是由中央苏区早期的客观条件所决定的。事实上,尽管中共中央派遣、动员民间医生帮助、争取留用国民党军医等方式,对壮大红军医疗队伍效果明显,作用很大,但在人员数量上却远远不能满足革命斗争形势的迅速发展的需求和苏区民众对生命健康的渴望,也无法保障红军指战员和苏区民众“生疮害病”应得到的“充分治疗”。因此,解决中央苏区医务工作者尤其是军医缺乏的问题,根本上还得靠自己教育培养。

经过多次反“围剿”战争的实践锻炼,红军医院迅速发展,一批从国民党军队中争取转化过来的军医充实了红军医疗卫生队伍,他们绝大多数接受过正规医学教育或专业训练,无论是医学知识还是专业技能都相对技高一筹。苏维埃临时中央政府成立后,中央苏区进入巩固发展时期,有了相对广阔和稳定的后方区域,中国共产党开始了包括医疗卫生工作在内全方位的社会治理。这一切都为创办红色医务学校、自主培养医务人才提供了重要条件,打下了坚实的基础。中央苏区规模化自主培养即“训练自己的军医”工作应势而生。

红军医务人员培养工作，最早采取红军医院开展看护员培训的形式。当时，几乎所有红军医院都依托自身技术力量进行了医务人员的训练。1931 年后，随着红军医院的发展，医务人员培训工作得到空前发展，内容更丰富，方法更灵活，形式更多样。

李治在第四分院工作时，因医院 3 名军医中只有他一人接受过正规医学教育，上级就任命他为医务主任。当时，医院有 13 名从农村动员来做看护的青年男女，他们干劲大、热情高，但都没有文化，也未接受过任何医务训练，完全不知道如何护理伤病员。于是，李治就把他们分成司药组和护士组进行培训。对司药组，李治用 1 个月时间教授常用药剂的配制知识和如何用中草药制作汤剂、膏剂；对护士组，则用 3 周时间教授一些医药、护理的基本知识。讲解人体解剖知识时，李治先绘制一张人体解剖图，让学员对照自己的身体摸一摸、看一看，再结合解剖图讲解身体各个组织部位的名称、功能等。讲碘酒和酒精的区别时，通过颜色来直观分辨，告诉学员像酱油一样颜色的是碘酒，像白酒一样颜色的是酒精，没有酒精的情况下可以用白酒代替，然后教他们认识“碘酒”“酒精”这几个字。李治采取急用先学、形象教学方式，使这些不识字的十八九岁男女青年听得懂、记得住、会操作，轻松愉快地逐步掌握了基本救护本领。

1932 年初，红军军医学校和中央红色看护学校相继开办，标志着中国共产党领导的人民医学教育正式登上历史舞台。自主培养成为中央苏区壮大医疗卫生队伍的主要途径。

## 二、医疗卫生队伍的思想政治工作

中央苏区时期，救死扶伤、争取伤病员迅速归队是医务人员的基本职责。同时，开展卫生防疫运动、普及卫生知识、培训医务人才、规范管理制度、研发廉价药品等各项工作都离不开医务人员。基于对苏维埃革命事业的高度认同，广大医务人员紧密团结在中国共产党的旗帜下，为革命抛头颅洒热血，将自己的命运与中国革命事业融为一体。这种政治觉悟离不开党和苏维埃政府卓有成效的思想政治工作。

### （一）加强政治教育，开展医德建设

政治坚定与技术优良是衡量红色医务人员的标尺。1932 年 2 月，朱德在《怎么样做一个红色医生》的报告中指出，红色医生必须具备四个条件：坚定的政治立场、满怀的阶级热情、救死扶伤的工作精神、精湛的医疗技术。中央苏区医务人员来源不一，思想认识不可能整齐划一。在紧张的战争环境下开展艰苦的医疗工作，立场不坚定就容易动摇甚至脱离革命队伍。因此，对医务人员进行扎实有效的思想政治教育，使其坚定革命信仰，是中央苏区塑造红色医务人员的必修课。

医疗卫生工作不能脱离无产阶级的政治任务，医生要富有同情心，看病态度要好，要热情仔细，对伤病员要关心体贴。毛泽东在与戴济民谈话中说："你们当医生的，不是向来说搞人道主义吗？但在旧社会那是为个人利益，为少数人服务。如果参加革命工作，为我们伤病员服务，那就不是为个人利益的人道主义，而是为革命的

人道主义，是最光荣不过的。”[①]作为医生要实行革命的人道主义，要了解和认同苏维埃革命，将治病救人和革命事业统一起来。1934年7月10日，红军总政治部颁布《关于医院政治工作的训令》，要求医务人员“必须加紧从政治上提高医务技术”，医院要“加强对医务人员的政治领导，教育和鼓励他们积极负责地进行工作，奖励积极努力和在医务上有大贡献和新发明的医生；对于疑难病症实行会诊，这样来大大的改善医术与治疗方法，才能使伤病员迅速恢复健康的出院。”[②]

戴正华就是旧军队知识分子改造成为革命战士的典型代表。第二次反“围剿”战争中，戴正华被俘，刚加入红军时，他吃吃喝喝抽大烟，有病人要打针，他要求给病人打完针后请吃饭，受到组织严厉批评后，抵触情绪非常大。后经教育，戴正华改正毛病，一心一意为伤病员服务，成为党的优秀医务干部。蔡汶医生也是国民党军医，被俘后一度消极颓废，后来经党组织教育，其思想觉悟不断提高，工作进步很大，在苏区节省运动中主动要求减少津贴（由60元减到25元），还购买公债，受到中革军委总卫生部的特别嘉奖。

### （二）实施优待政策，强化事业认同

医务人员是红军队伍中不可或缺的专业技术人才。党和苏维埃政府制定了各种优待政策，努力创造良好的工作和生活条件，支持和鼓励医务人员安心工作，为革命服务。

#### 1. 生活待遇

① 中国人民解放军历史资料丛书编审委员会. 后勤工作 · 史料回忆(1)[M]. 北京：解放军出版社，1994：523。

② 总政治部办公厅. 中国人民解放军政治工作历史资料选编（第二册）[M]. 北京：解放军出版社，2002：816。

在薪酬上,医生在红军队伍中属"高薪群体"。当时,从中央到地方、从将领到士兵,无论是政府工作人员还是红军将士都实行供给制,均不发放津贴,只有伙食费和零用费,且官兵待遇一致。伙食费有时每天1角5分,有时1角,有时8分;零用费靠分伙食尾子,经济充裕时每月发1~2元。而中央苏区的医生如傅连暲、戴济民等名医和国民党俘虏或投诚过来的军医,每月可享受40~100元的技术津贴,甚至配备工作用马、马夫和勤务员,这是在当时只有团长和政委以上职务人员才享有的待遇。

除给予优厚薪酬外,党和苏维埃政府还根据医生们的具体情况帮助他们解决一些实际问题,如为起初不习惯红军艰苦生活的国民党军医开小灶,没有结婚的,给他们介绍对象,促使他们安心工作。对医术高明的医生,允许他们带家属来苏区工作,对其家属在生活上同样实行优待政策。

党和苏维埃政府对医务人才细致入微的关心照顾,一方面体现了对医务人才的高度重视,另一方面消除了留用国民党军医的顾忌,缓解了敌对情绪,使他们全心全意致力于革命事业。

2. 政治待遇

为避免医务人员流失或改作他用,1933年1月,中革军委颁布《关于红军卫生问题的训令》中强调:"红军医务人员最感缺乏,凡医务人员不经中革军委批准,不得调充他项工作。"12月,红一方面军发布《关于禁止卫生人员改职的训令》,严厉批评红三、五军团的个别师部事前既不征求卫生机关同意,事后也不报告,就把卫生员调去任指导员或改变其职务,指出这是削弱医疗队伍力量的错误做法,是自由主义的表现,必须及时纠正,防止以后再次发生。

1930年5月,赣西南苏区开展反"AB团"斗争,党的知识分子政策由团结和联合逐渐转向排斥和打压。在"肃反"运动扩大化中,部分医生由于背景和经历等原因受到了一定冲击。党和苏维埃政府十分注意和保护他们,当他们在政治上受到不公正待遇时,及时弄清事情真相,还以公平和清白。傅连暲刚到瑞金时,"肃反"工作人员就将其打成"AB团",张闻天知道后立即打电话,将其从枪口救了下来。第四次反"围剿"战争后,红一军团部机要科科长因患疟疾服用了战场上缴获的被撕去标签的"奎宁",结果出现中毒症状,虽然当时"肃反"高潮已过但余波尚在。军团部相关人员迅速展开调查,军团卫生部医务主任戴济民和军团卫生部部长姜齐贤都是追查对象,戴济民是被动员参军的,姜齐贤是俘虏过来的国民党中校军医,"AB团"嫌疑极大,他们两人都很紧张。后经调查发现原来是误用了药,错把吗啡当奎宁,并非蓄意破坏,一起人命关天的冤假错案得以避免。事后,时任红一军团政委聂荣臻特意同那些被怀疑人员谈话,安抚他们的情绪,让他们安心工作。①

医务人员在生活上、工作上乃至政治上享有高于一般干部的待遇,这既是一种超脱物质的精神慰藉,更是一种被尊重、被认可的具体体现,极大增强了医务人员对红军部队和苏维埃政府的认同感,更激励他们更好地服务红军、服务伟大的革命事业。

### (三)提升医疗技术,鼓励发明创造

苏维埃政府注重奖励在医学研究上有重大贡献和创新发明的医务人员。面对中央苏区西药匮乏的局面,红军医务工作者因地制宜,充分发挥中药作用,上山采集草药,加工配制出各种膏、丹、丸、

① 聂荣臻.聂荣臻回忆录[M].北京:战士出版社,1983:206-207。

散，以满足医疗工作的需要。对于这类发明和创新，党和苏维埃政府高度重视，明确规定予以奖励。《中华苏维埃共和国卫生研究会简章》第 11 条规定，会员中如有新发明得由常委呈请政府奖励之；《关于医院政治工作的训令》则规定："奖励积极努力和在医务上有大的贡献和新的发明的医生。"①中央苏区各种报刊也对各类药物的发明和创新者予以宣传报道和表扬，如 1934 年 1 月 16 日《红色中华》以"红色医生的礼物"为题，报道了第五后方医院医务科长杜志贤"在小布工作时，因敌人的封锁，购买西药困难，他曾发明一种用中药制造治疾病的小布丸，现在茶岭五后医院工作，又发明一种茶岭膏，并还在热心的研究，继续发明"。报道指出："他这种克服困难来粉碎敌人封锁的发明，对我们争取战争全部胜利，是有莫大的帮助，是值得我们颂扬的呵！"1934 年 6 月 12 日，《红色中华》刊登消息，赞扬苏维埃国家医院在成立不到两个月，即发现可用廉价苏打水和雷佛奴尔水替代昂贵药物对血性黄疸和脓胞性疥疮两类恶性疾病进行治疗，令人钦佩。

## 三、医疗卫生队伍的廉政建设

苏维埃政府是廉洁高效的政府。从革命根据地创建的第一天起，党和苏维埃政府就与腐败现象作不懈斗争，对于混迹在医疗卫生队伍中的害群之马，坚决予以打击和清除，以保持医疗卫生队伍的纯洁性。

---

① 总政治部办公厅. 中国人民解放军政治工作历史资料选编(2)[M]. 北京：解放军出版社，2002：816。

### (一)医疗卫生队伍的腐败表现

#### 1. 贪污腐化

中央苏区时期,少数医务人员利用自己的特殊身份及职务便利,时常发生侵吞公款、冒领伤病员抚恤金等问题,不仅损害伤病员的切身利益,更重要的是败坏了医务人员的形象,损坏了党在群众中的威望,一定程度上影响着苏维埃政权的稳定和巩固。

1933 年 10 月 22 日《红星》报披露数起医院管理人员贪污腐化事件:后方医院某所政委黄幽坤,吞没死者遗物及大洋 3 元 8 角和捐助战争经费大洋 5 元 7 角 7 分 4 厘,拿办公费去买私人的东西;后方医院管理排长罗德胜,在米账及米价内多写多报大洋 200 余元,每天要煮私菜做点心吃;总卫生部事务员周阳,由前方到瑞金的时候身无分文,工作个把月后,鞋子袜子毛巾都买新的,而且每天上街还买零碎东西吃,经瑞金县裁判部审判,结果是贪污所得。贪污腐化分子是革命队伍中的"病菌原虫",《红色卫生》杂志强烈谴责钟碧楚、周承会、张秋、王祖坤、张善林、艾必寿等人的恶劣行径,认为他们大吃大喝、生活糜烂,贪图个人安乐,全然不顾阶级利益,对革命工作带来极大的妨害。原第三后方医院院长钟碧楚,经手互济会款项,却账目不清,且经常收受医务人员的馈赠。原第三预备医院院长周承会侵吞药款大洋 95 元。第一后方医院前一所所长张秋,吃伙食尾子,多报米价,将贪污所得交与清洁员去花。第四预备医院副所长王祖坤与看护排长张善林沆瀣一气,共同私分阵亡者的遗金。附属医院管理排长艾必寿生活腐化,出街就买东西吃,调戏女看护。这些恶劣行径严重侵蚀着新生的红色政权。

#### 2. 奢侈浪费

中央苏区时期，各种医疗卫生资源十分匮乏，但仍有一些医务人员在日常工作、生活中存在大手大脚、铺张浪费的现象。1933年12月23日，《红色中华》报披露博生县[①]“大量吃药”浪费医疗资源的情况。博生县苏维埃政府工作人员在1933年10月份吃了332帖药、计大洋98元，11月份药费99元，到12月刚12天，又有了药费30多元。他们咳嗽一下要吃药，头有点昏要吃药，肚痛一下子要吃药，眼睛发红要吃药。一个月办公经费仅有几百元预算的县级苏维埃政府，药费就花了近百元。毛泽东在“二苏大会”报告中指出，贪污浪费是极大的犯罪。也正因为如此，红军卫生学校附属医院院长因为不会骑马，出行就用轿子，“行路有马骑，还要坐轿子”，认为也是一种浪费公款的行为，被《红星》报点名批评。

3. 官僚作风

脱离实际、脱离群众、做官当老爷的领导作风就是官僚作风。中央苏区时期，官僚主义作风在医务人员中也有所体现。1933年12月19日，《红星》报批评医务人员中的种种官僚主义作风，指出：“工作人员不听伤病员的呼声，不顾伤病员的生活，用集中讲话的方式来代替谈话、读报、娱乐。”在新接收重伤病员时“怕接近”“缺乏耐心从政治上去解释”“爱护与慰问伤病员的工作也同样缺乏”。上级命令转移医院，“只是报告行动的手续与该地的给餐如何的困难”，而不想解决困难的办法。第二中站医院个别干部在帮助地方工作中，对群众指手画脚，甚至违反群众纪律，“乱搞群众的茄子、辣椒和鱼吃”，强拿强要，引起群众不满，属于严重脱离群众的官僚主义行为。

---

① 1933年1月，为纪念赵博生烈士，苏维埃临时中央政府将宁都县部分区设为博生县，属江西省苏维埃政府管辖。1934年10月中央红军长征后，博生县自行取消。

医务人员工作好坏直接关系到红军部队的战斗力。中央苏区医疗卫生系统种种腐败现象的存在，影响了党和苏维埃政府的形象，阻碍了医疗卫生事业的发展，损害了广大群众的利益。因此，对于各种腐败现象，党和苏维埃政府出重拳予以坚决打击，严惩不贷。

### （二）医疗卫生系统的反腐措施

#### 1. 加强管理，严格费用支出

在党和苏维埃政府的推动下，中央苏区医疗卫生系统实施了一系列监督管理措施，切实推进廉政建设。

首先，完善制度，加强管理。1932 年 1 月，中革军委颁布《关于各项费用的性质、数目及限制规定的训令》，明确规定了红军部队中的伙食费、马干费①、办公费、津贴费等各种费用，在“杂支费”中规定“药费：每剂不得超过大洋 3 角，原则上一律不准吃补药。特别重者，不在此例。”并规定“各项费用即在预算内开支，不得超过，如有剩余，即移作下月经费用”。2 月 17 日，中革军委在《关于经理工作的训令》中明确指出，购买大批医药材料等特种用品的特别费用需要由军事指挥机关证明后，再由经理机关核发。1933 年 7 月，红军部队改编后，中革军委再次发布《关于部队改编后各项费用的规定和执行预决算制度的训令》，强调要严格执行各项费用规定和执行预决算制度，统一费用开支，“不切实照规定开支的游击主义习气残余，是绝对不容许的。”相关管理措施和制度的出台，堵塞了管理漏洞，有力遏制了医疗卫生工作中贪污腐化现象和奢侈浪费行为，避免了苏区医疗卫生资源的浪费。

---

① 马干费，即部队饲养牲畜所需的费用。

其次，统一经费管理和药品采购。苏维埃临时中央政府对各级财政、会计、预算、税收等实行统一管理和监督，提出要“彻底统一财政，开展节约经济，防止贪污浪费，以统筹战费”的要求。同时加强对医疗卫生经费的管理，有效遏制管理混乱的状况。中央苏区初期，由于各部队自行购买药品，在药品资源不足情况下，导致竞相争购、公费支出和药品分配不合理，造成浪费和管理混乱。为了有效解决这一问题，中革军委规定药品必须由总军医处统一采购、统一分配。这些政策措施的出台，有效维护了苏区医疗卫生工作的正常秩序，避免了浪费和损失。

2. 加强立法，完善监管机制

法律法规对人们的行为具有引导、约束和震慑作用。1933 年 12 月 15 日，中华苏维埃共和国中央执行委员会主席毛泽东、副主席项英签发了中国共产党历史上第一部惩治腐败法令——《关于惩治贪污浪费行为的训令》，为中央苏区乃至全国各苏区惩治贪污腐败行为提供了强大的法律武器。

与此同时，中央苏区还通过设立红军总医院审查账目委员会等监督机构，强化监督制衡作用。红军总医院审查账目委员会由各分院选代表 1 人、总院部派 2 人组成，总医院政委负责召集，定期对各分院的经费开支情况进行督查。1933 年 8 月 15 日，红军总政治部颁发《中国工农红军医院政治机关工作暂行条例》，明确规定医院政治工作包括“指导与进行对医院、卫生学校、卫生机关人员的检举”，发现工作中的腐败现象，马上予以揭发处理。中央审计委员会还专项审计了总卫生部 1934 年 5、6 两个月的节省情况，并将审计总结刊登在《红色中华》报上，同时指出个别医院还存在锦标主义（指医院不切实际的硬性摊派做法）、贪污等现象，强调各级卫生领导机关必须高度重视，严加防范。

3. 发动群众，强化舆论监督

中央苏区广泛发动群众参与反贪污腐败、反浪费斗争，《红色中华》《红星》《青年实话》等苏区主要新闻媒体，经常刊发社论、社评，开辟“反贪污浪费”“铁锤”“黑板”“轻骑队”等栏目，积极发动群众检举揭发贪腐行为，刊发惩治贪污腐败和浪费行为的案件，公开批评官僚主义、命令主义和消极怠工等人员及行为，同时表彰勤俭节约、廉洁奉公的典型人物及先进事迹。医疗卫生系统的先进人物和事迹，如《第五医院退还公债票四百余元，医生要求减少津贴》《模范医生的节省热忱》等报道不断出现在报刊的醒目位置，对苏区医疗卫生人员起到了良好的引领示范作用。1933 年 3 月 9 日，《红色中华》报刊发了一则题为《两个腐化的医生滚出去》的消息报道。红二十二军医生彭耀庭和红一军团医生彭国荣“故意违反苏维埃法令，消极怠工，虐待伤病战士”，同时又骄奢淫逸、吃喝嫖赌，在医疗卫生系统中造成了极为恶劣的影响，最终被开除军籍。通过惩处腐败分子，并在媒体上予以曝光，一方面充分显示了党和苏维埃政府反腐肃贪的决心与行动，另一方面给尚存侥幸心理的人们以强烈震慑，有效推进了苏区医疗卫生系统的廉政建设，维护了正常的医疗卫生工作秩序。

红医故事链接：

## 红医傅连暲

傅连暲(1894—1968)，原名傅日新，福建长汀人。中国人民解放军和新中国医疗卫生事业的奠基人、创始人之一，开国中将。

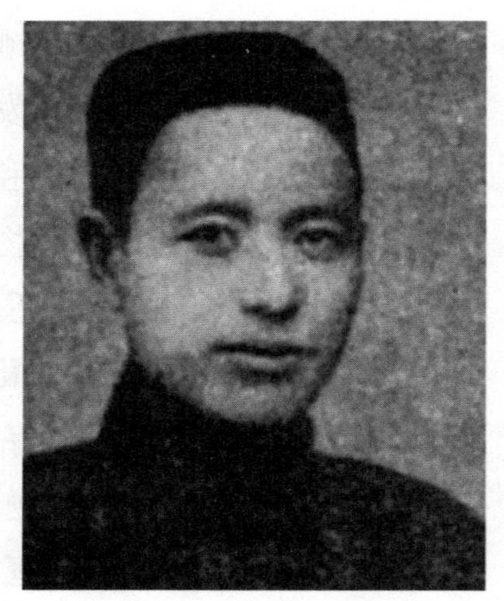

图4-2：中央苏区“四大名医”之一傅连暲

傅连暲出生于福建山区贫寒之家，从小在基督教会学校读书、学医，受父母影响成为一名虔诚的基督教徒。长大后在长汀行医，颇有声望。1925年担任福音医院院长。1927年南昌八一起义部队经过长汀，傅连暲冒着生命危险收治了300多名受伤官兵，治好了徐特立、陈赓等著名共产党人的伤病。1929年3月，红四军打进汀州城，傅连暲再次接收伤病员，并为红军官兵普遍接种牛痘，预防天花蔓延。

1931年汀州已经成为中央革命根据地重要经济中心，被誉为“红色小上海”，福音医院成为中央苏区最大的一所红色医院，医疗设施设备首屈一指。毛泽东及其夫人贺子珍、周恩来、周以栗、陈正人、伍中豪、伍修权、罗明等许多领导人都曾在这里治病疗养。

1932年秋天，毛泽东肺病复发，到福音医院住院治疗。四个多月后恢复健康的毛泽东要返回瑞金，询问傅连暲的意向。傅连暲毫不犹豫地说：“跟主席到瑞金去！”毛泽东问他医院怎么办，他说：

"搬到瑞金去!"

当时傅连暲每月有200银元的诊金,还有医院院长的薪俸200银元,这在当时绝对是高收入。同时还是当地社会名流贤达,享有极高的声誉。为了表示破釜沉舟、永不再回长汀的决心,傅连暲舍弃了这一切,并把自己多年积累的2000多银元全数兑换成了苏维埃币,他还动员母亲和妻子到瑞金生活,被赞誉为"苏区第一个模范"。从此,傅连暲将自身命运、家庭和信仰一并交给了共产党。

1933年2、3月间,春节刚过,在从福建长汀到江西瑞金的百里山路上,出现了一幅奇特景观:170多位挑夫在料峭春寒中挑着重担,抬着病床、药架、玻璃门窗,浩浩荡荡从长汀赶赴瑞金。后面还有一顶轿子,坐着一位年近四旬的"看病先生"——傅连暲(当时规定红军官兵不许坐轿子,因他不会骑马,经中央特别批准允许)。在这次持续达半月之久的"医院大搬家"中,傅连暲将长汀的福音医院除地皮、房子外的全部家当包括玻璃门窗、百叶窗都搬到中央苏区所在地瑞金朱坊洋江下村,建立中央红色医院。从此,苏维埃政府有了自己正规的医院。

1934年,傅连暲跟随红军长征北上,不仅保证了毛泽东、周恩来、朱德、刘伯承等大批中央领导和战士们的健康,而且个人也经受了生与死的严峻考验。1938年,毛泽东高兴地对他说:"傅医生,你可以入党了!"经毛泽东、陈云证明并参加中央党训班,傅连暲终于成了一名共产党员,时年44岁,实现了从基督教徒向共产主义战士的巨大转变!

长征到达延安后,傅连暲历任中央总卫生处处长兼中央医院院长、中央军委总卫生部副部长。新中国成立后,历任中央卫生部副部长、中央军委总后勤部卫生部第一副部长、中华医学会会长等职。

# 第五章　中央苏区疾病防控

中央苏区交通闭塞，群众卫生观念落后，社会医疗能力低下，加上国民党军队连年“围剿”，霍乱、鼠疫、天花、痢疾、疟疾等传染性疾病经常发生，给苏区军民生命健康带来严重威胁。因此，预防疾病成为中央苏区仅次于对敌作战的另一项重要任务，成为医疗卫生的中心工作之一。随着中央革命根据地的建立，中国共产党一方面领导苏区军民在军事上同国民党进行反“围剿”作战；另一方面，发动苏区军民开展预防疾病、同疾病作斗争的人民“战争”。

## 一、中央苏区主要流行性疾病

中央苏区军民的生命健康，不仅受到不时暴发的瘟疫威胁，而且还受到疟疾、痢疾、下肢溃疡和疥疮等多种常见病、多发病和流行病的长期困扰。1931 年春，贺诚刚到中央苏区负责组建军医处时，接到的第一份死亡报告就是一名红军战士因疥疮而死亡的报告。这使他十分震惊且痛心，疥疮，这种只需简单医治的疾病，却由于医药条件所限使人丧命。

疟疾，俗称“打摆子”，是由于蚊虫叮咬人体，将其体内寄生的疟原虫传入人体而引起的疾病,以周期性冷热发作为主要特征。“其症状是,先冷后热,最后发汗,或一天发或两天发,或一天两发,或发作无定时,或只冷不热,或只热不冷,发后头疼,尿发红有渣,长久不治,身体渐渐黄瘦,肚左边胀大硬结,以至于死”①。疟疾居中央苏区四大常见病之首。据总卫生部统计,在红军中四季皆有许多疟疾病人,甚至很多人因疟疾而死。瑞金壬田区第一乡曾在3个月内就因疟疾死亡80多人。

痢疾,又称“赤痢”,是传染性极强的疾病,一年四季均会发生,尤以夏秋两季为多,主要是饮食不卫生所致。在赣南、闽西偏僻农村,群众卫生意识差,许多地方的群众既喝池塘水,又在池塘里洗米洗菜,甚至洗粪桶,因而痢疾广为流行,每年因痢疾死亡者达数千人。宁都县“数月中发生痢疾,被传染者有1300余人,固村固厚东山坝等区,因病而死者100余人”②。红军常年行军作战,饮食卫生得不到保障,患此病的更多,1933年10月红军病员死亡人数中,痢疾竟占到65%。

下肢溃疡,俗称“烂疤子”,是病人的下腿或脚因外伤感染细菌而形成的溃疡。这种病表面上看伤口不大,但皮下因感染而溃烂的病灶发展十分迅速,很快波及肌肉和其他软组织,甚至发展成骨髓炎,造成残疾、死亡。往往是“第一天病人不慎划破脚皮,伤口不到一个铜钱大,第二天就变成酒盅大,第三天已形成茶杯口大,甚至踝骨也有外露。若不及时抢救,很快就有生命危险。”下肢溃疡的得病根源,主要是红军战士平日饮食条件差,每天只有竹笋或辣椒下

---

① 陈义厚.向疟疾做无情的斗争[Z].红色中华,1934-6-12,(201)。

② 江西省档案馆,中共江西省委党校党史教研室.中央革命根据地史料选编(下)[M].南昌:江西人民出版社,1982:238。

饭，难得吃上新鲜蔬菜，营养不良。人体血液里“早已潜伏的毒素，一遇到外界刺激，即暴发不易收拾之势”①。所以只要皮肤有一点破损，不管是蚊虫叮咬后手抓所致，还是行军途中被荆棘等扎刺所致，都极易感染。1931 年湘赣苏区红军发生烂疤子的就有 2000 多人；1932 年夏天，红六师的一个团在山林作战，患此病的指战员竟达三分之二。

疥疮，是疥虫寄生于人体皮肤表层内引起的一种皮肤病，传染性强。疥虫侵袭皮层，奇痒无比，扰得患者彻夜不能安眠。若长久不治，则满身长脓疤或溃烂。疥疮虽不是什么大病，但却有极强的传染性，只要接触了患者使用过的器物，就极有可能染上疥虫，所以在红军部队中大范围流行。引发疥疮的原因，主要是红军多居住民房和露营，且不能经常洗澡、换衣。红军军医学校第一期学员招生体检时发现，70% 以上的报考者患有疥疮。

20 世纪 30 年代初期，“四大疾病”几乎在各苏区均有流行。据湘赣苏区报告，1932 年该苏区疾病特别严重，主要是打摆子、烂脚、痢疾。在萍乡、攸县的群众病了十之八九，萍乡死了 2000 人以上。“莲花、攸县、宁冈、萍乡的各机关的人员大部分病了，无人主持工作，损失更大”②。

四种常见病在中央苏区的传染蔓延，不仅造成了当地民众的大量死亡，而且大大削弱了红军的战斗力，成为红军的一大危害。正如苏维埃临时中央政府内务人民委员部颁布的《卫生运动纲要》中所指出，要知道苏区有一个工人或农民害了病，这不但是这个工人

① 中国人民解放军历史资料丛书编审委员会. 后勤工作 · 史料回忆(1)[M]. 北京：解放军出版社，1994：525。

② 涂通今，张立平. 新中国预防医学历史经验(第 1 卷)[M]. 北京：人民卫生出版社，1991：43。

或农民切身痛苦的问题,而且是正在和敌人拼命的战斗大团体中有一个人退下了火线,若是这个工人或农民同志因病死亡了,那就等于被敌人一枪打死了我们一个战斗员。当时红军部队中因病减员现象十分严重,甚至高出伤员的一两倍,“红八军前方只有2100人,后方医院伤兵与烂脚者有2100多人,前后方数目几乎相等,部队减员惊人”①。

除了四种常见病以外,中央苏区还时有天花、霍乱、鼠疫等疫病发生,特别是在1931~1932年间,各种疫病呈暴发趋势,波及范围广,不仅对苏区军民生命健康构成严重威胁,而且影响着新生苏维埃政权的巩固和发展,给革命和生产造成惨重的损失。1932年1月13日,《红色中华》报道:“闻最近富田一带,传染病非常厉害,甚至一天死六十人左右,受传染的人发热、抽筋、吐泻,不到一两天,厉害的不到几个钟头,就可能把生命送掉,这种可怕的传染瘟疫非常危险……”11月,《江西省苏维埃报告》中指出:“公略近来瘟疫发生而死亡者1167人……兴国各区在6、7月间发生瘟疫死亡40余人。”②中央苏区的疫情之所以频繁发生,主要有自然气候、民众生活陋习等因素的影响,但更重要的是国民党军队多次对中央苏区的“围剿”所致。在短短数年间,中央苏区不断遭受国民党军队的封锁和“围剿”,经常处在紧张的战争状态之中。战争中,国民党军“弃尸而逃”,将死尸抛之山野,不予掩埋,任其腐烂造成瘟疫,甚至惨无人道地将死尸故意浅埋在群众家里,恶意制造瘟疫,残害苏区

① 涂通今,张立平.新中国预防医学历史经验(第1卷)[M].北京:人民卫生出版社,1991:44。

② 文献中疫病发生时间是1932年。“公略”指公略县,是为纪念在第三次反“围剿”战争中牺牲的红军将领黄公略,将吉安与吉水县东南苏区设为公略县,归江西省苏维埃政府管辖。见江西省档案馆,中共江西省委党校党史教研室.中央革命根据地史料选编(下)[M].南昌:江西人民出版社,1982:237-238。

群众，引发疫病大暴发，给苏区群众造成深重的灾难。

## 二、中央苏区卫生运动

1932 年 1 月，苏维埃临时中央政府决定举行全苏区卫生防疫运动。项英在《红色中华》上呼吁大家起来做防疫的卫生运动，吹响了中央苏区大规模卫生防疫运动的号角，标志着中央苏区卫生运动的正式掀起。中国共产党领导的卫生运动将革命战争和人民健康紧密结合起来，是一场声势浩大、前所未有的同一切封建迷信和旧的生活陋习之间的“战役”。卫生运动旷日持久，是中央苏区移风易俗、树立文明生活方式的群众性运动，是中国共产党秉承“真心实意为群众谋利益”的宗旨，执政为民，切实解决广大人民群众“生疮害病”等民生问题的伟大实践。

### （一）发动群众性卫生运动

1932 年 1 月 12 日，苏维埃临时中央政府人民委员会第 4 次常会讨论了防疫问题，决定“举行全苏区防疫卫生运动”。由于当时政府系统卫生机构尚不健全，会议责成中革军委总军医处拟定防控办法和条例。次日，《红色中华》刊发临时中央政府副主席项英撰写的社论——《大家起来做防疫的卫生运动》。社论阐述了卫生防疫运动的重要意义，提出了开展卫生运动的基本方法，强调卫生机关要研究防疫方法，开展卫生宣传，指导卫生运动的开展。这是大规模开展卫生运动的第一个“动员令”。

“防疫的卫生运动具体的办法：

1. 每地规定每月举行一次卫生运动，发动男女大小，有组织地

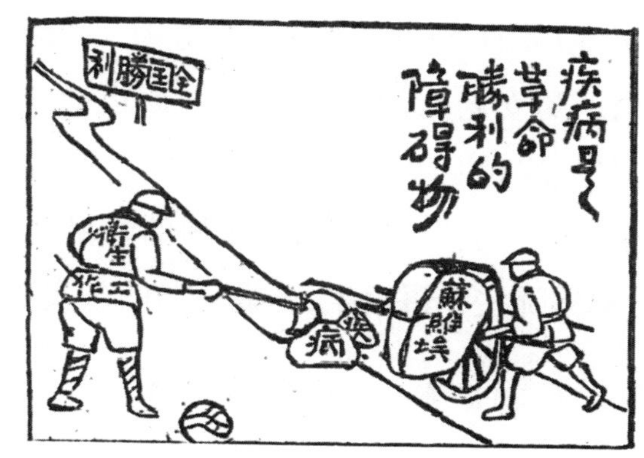

图 5－1：红军漫画——疾病是革命胜利的障碍物

分组来打扫和清洗房屋及其周围；

2. 凡是一些不洁净肮脏东西，将它焚烧干尽，一切臭水沟渠，要将它清洗干净；

3. 用石灰水洒在污秽的地方；

4. 一切腐烂的东西不要吃；

5. 至于经过战争区域将过去掩埋死尸的地方，用土加盖厚些，未掩埋的腐尸，赶快掩埋，放过死尸的地方，都用石灰水清洗过；

6. 发现瘟疫的地方，病人吃的东西和用的物件，不要共吃共用，将病人很快地送到附近的医院内去（现在的红军医院）。”①

同年 3 月 18 日，中华苏维埃共和国人民委员会发布第 2 号训令，颁布《苏维埃区域暂行防疫条例》，首次对传染病进行了明确的分类，即霍乱（虎列拉）、赤痢、肠窒扶斯（伤寒）、天花、发疹窒扶斯（发红疹子的伤寒）、猩红热、白喉、鼠疫、流行性脑脊髓膜炎等 9 类。

1933 年 2 月 13 日，苏维埃临时中央政府举行全苏区卫生防疫运动一年后，《红色中华》再次刊发社论《加紧防疫卫生运动》，明确提出卫生防疫运动的目的是“保护苏区内每一个工农劳苦群众的健康”，首要任务是加大宣传动员力度，“将每一个群众都动员起

① 项英. 大家起来做防疫的卫生运动[Z]. 红色中华 1932－1－13。

来,积极的、自觉的参加这一运动"。运动的主体是"每一个工农群众",男女老少,都要积极参与。运动的范围是群众个人卫生、公共卫生、战时卫生等。推动卫生防疫运动的措施是组织"突击队",经常的检查卫生;发挥各种媒体的督促作用,表扬和鼓励先进,批评和"暴露那些不讲卫生,不爱清洁的事实"。

### (二)颁布《卫生运动纲要》

1933 年 3 月,为了持续推进卫生防疫运动,巩固卫生防疫运动的成果,苏维埃临时中央政府内务人民委员部颁布了《卫生运动纲要》(以下简称《纲要》),对开展卫生运动作了更加严格、详细的规定。《纲要》正式将"卫生防疫运动"改称为"卫生运动",进一步拓宽了卫生防疫的视角,即不仅仅是预防瘟疫传染,更重要的是预防各类疾病的发生,要人们破除一切"顽固守旧迷信邋遢的思想习惯",从思想观念上来认识疾病的根源,明白身体健康与革命战争的密切关系,认识开展卫生运动归根到底是"为了解除群众的切身痛苦,是为了增加革命的战斗力"。这一改称,意味着卫生运动不再仅仅是少数政府人员的事,而是要回归"运动"的本初,要通过经常的宣传鼓动,让"广大群众一起动手"来做,使群众高兴去做,自觉去做,长期去做。《纲要》对过去一年来开展的卫生防疫运动进行了检讨和反思,批评了其中的官僚主义、脱离群众、通令或决议缺乏落实的错误做法。《纲要》的颁布与实施,标志着中国共产党领导、苏维埃政府主导的卫生运动进入了新的大众化阶段。

《纲要》概括了卫生运动的简单方法,即"七要":要通光、要通气、要通水,要煮熟饮食,要除掉污秽,要剿灭苍蝇,要隔离病人。并用浅显易懂的语言阐述了"七要"的原由,以及如何去做,让广大人民群众知其然又知其所以然。

怎样才能做好卫生运动?《纲要》指出,要有卫生运动的组织机构;要做好卫生运动的宣传;要举行卫生竞赛;要规定卫生运动日;要做卫生检查。为此,《纲要》要求按城市、乡村、机关、部队分别成立卫生运动委员会和卫生小组,领导所辖范围内的卫生工作。

《纲要》是中央苏区指导卫生运动的重要文献,语言通俗易懂,具有极强的可操作性,充分体现了预防第一的思想。在《纲要》的推动下,中央苏区群众性卫生运动全面开展,并且掀起了运动高潮,各区乡及村普遍制订了卫生公约①,真正把卫生运动变成了苏区群众自己的事,做到了“天天做、月月做、年年做、家家做、村村做、乡乡做、个个圩场做、个个城市做”。

为贯彻落实《纲要》,1933 年 7 月 16 日,中央内务部卫生管理局制定了从 8 月到 12 月这 5 个月的卫生工作计划:一是要健全各级卫生组织,并按要求配备人员,这项工作必须在 8 月 15 日前完成。二是颁发卫生条例。三是制订卫生教育计划,拟开办 2 期卫生行政人员训练班,每期 50 人,造就卫生运动的指导员;将卫生教育纳入各级各类学校教育,大力开展卫生知识的普及。四是以乡为单位建立卫生运动委员会,村设卫生小组,此项工作要求在 8 月底前完成;拟于 9 月上旬,举行卫生周 1 次,中旬举行全苏区大扫除运动 1 次;8 月底前召开全苏区卫生科长会议。五是在县、区设立公共诊

① 长冈乡塘背村卫生公约(1933 年 4 月):一、为了保卫和巩固苏维埃政权,增强革命力量,坚决消灭疾病,开展卫生运动。二、每五天大扫除一次,由村卫生委员会督促检查,看哪家做得较好。三、做到厅堂,住房不放灰粪,前后水沟去掉污泥,圩场打扫清洁。四、蚊帐、被褥经常洗晒,衣服要洗清洁。五、要扑灭苍蝇、蚊虫,发现死老鼠就要烧掉或埋掉。六、不吃瘟猪、死鸡等东西。七、要开光窗,使房子通风透气。八、本公约大家都要切实执行。该卫生公约正是在《卫生运动纲要》颁布后不到一个月由长冈乡的一个村所制订的,说明了当时卫生运动的群众性和广泛性。原件现藏于兴国县革命纪念馆。

疗所、药业合作社等。

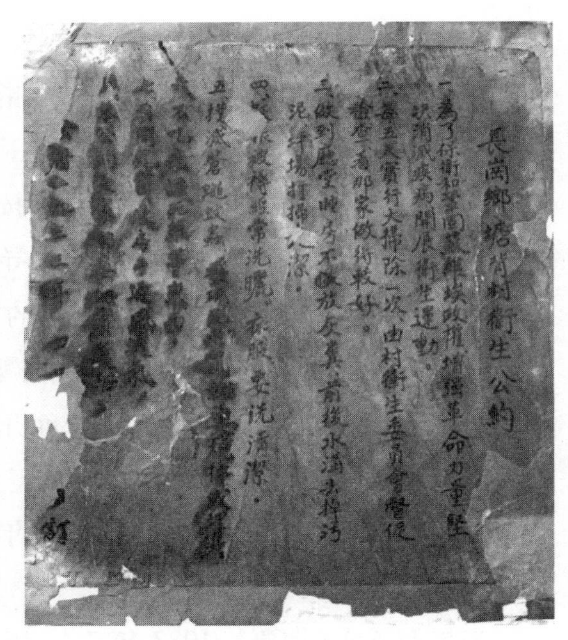
長岡鄉塘背村衛生公約
一、為了保衛和鞏固蘇維埃政權增強革命力量，堅
決消滅疾病開展衛生運動。
二、每五天實行大掃除一次，由村衛生委員會督促
檢查，看那家做的較好。
三、做到廳堂睡房不准放灰糞，前後水溝要掃污
泥坪場打掃乾淨。
四、衣被經常洗曬，衣服要洗清潔。
五、撲滅蒼蠅蚊蟲

图 5－2:长冈乡塘背村卫生公约

1934 年 2、3 月间，瑞金等多个地区又一次暴发疫情：黄安区发生鼠疫、武阳区发生天花、下肖区发生霍乱。苏维埃中央政府高度重视，即刻采取紧急措施防止疫情的蔓延。在疫区举行防疫运动周；将已经发生疫情的区域划为“疫区”，在防疫运动周内，暂停一切群众集会活动；开展大扫除，清理沟污；要求深埋死尸；开挖水井，禁止喝塘水；派出工作组进驻疫区，指导防疫。由于措施得力，此次疫情很快得到控制，没有造成太大危害。邻近疫区的瑞金九堡区在彭杨步兵学校卫生所的帮助指导下，立即组织宣传队、消毒队、掩埋队等，积极实施防疫措施，确保了区内群众的生命安全。

在开展群众性卫生运动时，苏维埃政府把预防四种疾病纳入其中。兴国、赣县、胜利、万泰、公略、永丰等县普遍成立了卫生检查队、灭蝇队。共青团组织则号召青年团员戒烟酒戒辣椒。红军部队明令禁止吃辣椒，因为吃辣椒不仅刺激胃肠，还诱发肠炎、痢疾，容易导致伤口不易愈合。广大医务人员依靠当地群众传授的单方验方，用马齿苋治疗痢疾、用常山治疗疟疾、用硫磺治疗疥疮、用烟叶水治疗下肢溃疡，起到了“预想不到的效果”。

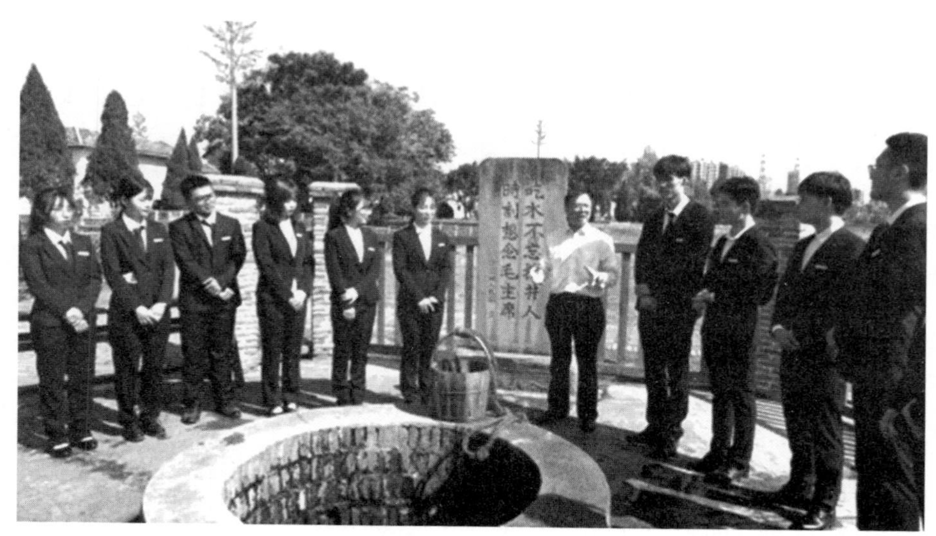


图 5－3：瑞金沙洲坝红井

（三）建立卫生运动组织机构

为加强卫生运动的组织领导，推动卫生运动的开展，从 1932 年开始，中央苏区在军队和地方普遍成立了卫生运动委员会。1932 年 9 月，红一方面军召开第三次卫生会议，提出“每个伙食单位须组织一个卫生委员会，设主任 1 人、检查员 1 人、宣传员 1 人”。

《卫生运动纲要》对卫生运动的组织机构作了明确的规定：

城市：在市苏维埃政府指导下设立卫生运动委员会，设主任 1 人、副主任 1 人、委员 7～10 人。城市街道每 10～15 户设立一个卫生小组，公推组长 1 人。

乡村：每乡组织一个卫生运动委员会，大乡可分设村组织，设主任 1 人、副主任 1 人、委员 7～11 人。每 5～10 户成立卫生小组。

机关：机关、团体在百人以上者，在政府内务部指导下组织卫生运动委员会，设主任1人、委员5～9人。百人以下的机关可设小组，隶属于当地卫生运动委员会。

部队：在部队政治机关指导下，以团为单位成立卫生运动委员会，设主任1人、委员5～9人。每个伙食单位成立卫生小组。

1934年3月，为加强对卫生防疫工作的统一领导，中华苏维埃共和国中央政府成立了中央防疫委员会，贺诚任主任，下设宣传科、设计科、疗养科、总务科和隔离所等机构。

### （四）开展卫生知识的宣传普及

中央苏区卫生运动中，首先强调要加强卫生宣传工作，“灌输卫生常识于一般劳苦群众”。为了有效控制流行病和传染病，中国共产党和苏维埃政府调动各方力量，采取多种方式，多角度、多层次地在苏区军民中开展卫生知识宣传普及工作。

1. 报刊宣传。报刊等现代传媒是革命运动不可或缺之利器，也是卫生宣传的主阵地。1931年底到1933年3月间，中央苏区先后创办了《健康》《红色卫生》《卫生讲话》等报刊杂志，专门宣传包括卫生防疫在内的医学知识。《红星》报开辟了“卫生常识”“卫生讲话”等栏目，大量介绍卫生防病的基本常识。其中既有季节性防病卫生知识介绍，如“怎样防止秋天的疾病”“皲裂手足防止”等；又有一般性卫生常识介绍，如“卫生讲话”“反对吃生水的具体办法”等；还有卫生保健的意见建议，如“患病同志吃东西要小心”“赶快种牛痘预防天花”等。贺诚、陈义厚等领导干部经常在报刊上发表诸如“消灭赤痢的办法”“溃疡（烂疤子）的预防法”“热天之卫生”“打摆子预防法”等科普文章，形式短小精悍，内容通俗易懂，方法简便实用,对苏区卫生宣传工作起到了重要舆论引导作用。

2. 墙报宣传。墙报是一种既通俗、又易普及的宣传媒介。苏维埃政府特别重视墙报的作用,要求每10天出版墙报一次,规定所有墙报必须有“卫生谈话”栏目,宣传卫生运动的实施情况,表扬、宣传先进,批评、鞭策落后。

3. 标语宣传。标语是卫生宣传的主要形式,被称为“最简易的宣传办法”。只要红军部队到达一个城市或地方驻守3个小时以上,宣传员就一手提石灰桶、一手拿笔在醒目的地方书写标语。许多通俗简洁、朗朗上口的卫生标语在工农群众中广为流传,如“全体动员,举行扫除”“实行卫生,强健身体”“不要喝生水”“不洗手,莫吃饭”“饭前洗手,不得痢疾”等,对军民良好卫生习惯的形成发挥了极大作用。

4. 文艺宣传。卫生文艺宣传是指苏区大量运用歌谣、戏剧、舞蹈、小品等各种感观形式,艺术化地传播医疗卫生政策及卫生知识。中央苏区创作流传较广的歌谣有《卫生歌》《卫生运动歌》《慰劳伤病员》等;戏剧有《早婚之害》《检查卫生》《加紧卫生运动》等,丰富和活跃了苏区军民的文化生活,生动形象地宣传了中央苏区卫生运动的相关政策,普及了卫生防病知识。1934年3月31日,《红色中华》报道了红军医院新剧团到各医院慰问演出,受到医院伤病员和沿途群众热烈欢迎的盛况。“他们到一个地方群众总不轻易地放他们过去,至少也要演几句剧才放他们过。尤其是江口区的群众,新剧团已经离开江口几十里路了,他们还派人去追请剧团回来演戏。”

5. 印发手册。中央苏区各机关单位将《卫生运动纲要》等重要文件及主要防病措施编印成小册子,在军民中广为散发。1934年1

月15日，中央内务部卫生管理局及中革军委总卫生部专门编印了《卫生常识》，赠送给出席第二次全国苏维埃大会的代表。《卫生常识》共计20项内容①，均是针对群众日常生活中最普遍的陋习或常见疾病而提出的简单预防办法，汇集了中央苏区开展宣传、普及卫生知识的重要文件。它的编印成为卫生运动由中央苏区推广到全国其他各苏区的重要标志。

6. 文化教育。中央苏区卫生宣传对象是一切男女老少，面向全体群众。因此，苏区将卫生宣传和文化教育结合起来，在各类教材中贯穿卫生知识，强化学员卫生认知、培养卫生意识，养成良好卫生行为习惯。苏维埃政府打破了旧社会劳苦工农大众被排除在学校教育之外的不公，创办了列宁小学、工农夜校、红军学校、卫生学校、干部学校等基本覆盖苏区全员的学校教育，编印了《共产儿童读本》《列宁小学国语教科书》《工农读本》《识字课本》等各种教材，将卫生知识纳入教材中，如1932年5月，福建省苏维埃政府文化部在“征求课目教材及优待办法”中，将有关卫生内容纳入列宁小学各级教材。这些教材涉及大量卫生常识，课文图文并茂，言简意赅，适宜少年儿童学习、养成健康的卫生习惯。

### （五）开展卫生竞赛

在卫生运动委员会的组织下，中央苏区开展了卫生竞赛，户与户、小组与小组、村与村、乡与乡、区与区、县与县及机关、部队之间

① 《卫生常识》的内容：1. 吃塘水用塘水洗米洗菜之害处；2. 吃生水之危险；3. 开井；4. 开井应注意之事项；5. 住房要通光通气；6. 住房内不可放粪桶尿桶；7. 房屋附近不可堆积污水污物；8. 叫魂治病等于自杀；9. 不可把死的小孩子丢在河里；10. 停尸不埋之害；11. 早婚之害处；12. 扑灭人类的大敌苍蝇；13. 要种痘预防天花；14. 传染病的预防法；15. 取缔售卖不卫生饮食物；16. 水之清洁法；17. 疥疮之预防法；18. 烂疤子（下腿溃疡）之预防法；19. 可怕的赤痢之预防法；20. 可怕的疟疾之预防法。

开展竞赛，互订口头或文字竞赛公约，优胜者送旗、登报、上红榜或发物资奖品。卫生运动委员会还要负责卫生检查，在卫生运动日的第二天，由卫生委员分头进行逐家逐村逐街检查，登记做得好的和做得差的，当即予以口头表扬或批评，检查后召开卫生委员会，评定检查结果。

中央苏区时期，中国共产党和苏维埃临时中央政府开展群众性卫生运动具有十分重要的历史意义。一方面保障了军民生命健康，民众发病率大幅下降。中央苏区开展的卫生运动，有效遏制了各类疾病，特别是传染病的暴发，红军部队痢疾、疟疾、下腿溃疡的发病率大幅降低，疥疮基本消灭，其他各种疾病也随之减少。通过卫生防疫知识的宣传教育，广大苏区军民熟知了卫生知识，掌握了卫生防疫方法，养成了良好的卫生意识和行为习惯，树立了全民健康新风尚。另一方面对新中国卫生事业发展产生重要影响。中央苏区卫生运动中提出的为军民健康服务的宗旨、预防第一等思想，奠定了中国共产党卫生思想的基础。卫生防疫知识的全民教育方式，创造了预防控制疾病的新模式，是新中国爱国卫生运动的重要渊源，对我国公共卫生事业的发展特别是实施健康中国战略具有重要的借鉴意义。

红医故事链接：

## 吃水不忘挖井人

瑞金沙洲坝村，有一口驰名中外的红井。它是当年毛主席和苏区干部关心群众生活、真心实意为群众谋利益的历史见证。

1933年4月，中华苏维埃共和国临时中央政府机关驻地——瑞金叶坪因遭敌机轰炸，便迁到了沙洲坝。

当年的沙洲坝是个干旱缺水的地方，不仅无水灌溉，就连群众喝水也非常困难。那时当地曾流传着这样一首民谣："沙洲坝，沙洲坝，没有水来洗手帕，三天无雨地开岔，天一下雨土搬家。"由于干旱缺水，沙洲坝的人民群众只能到就近的池塘里挑又脏又臭的塘水喝，所以生病的人也很多。

一天傍晚，毛主席办完公事从外面回来，发现村里的乡亲们喝的是池塘水，便把解决群众饮水难的问题挂在心上，只要一有空，他就同警卫员商量如何为群众挖井的事。

这年9月的一天，天刚蒙蒙亮，毛主席和他的警卫员一人拿着锄头，一人扛着铁锹，在驻地村头这里锄锄，那里铲铲，很快在一块空地上刨了一个圈，定下了井位，接着便抡起锄头挖起来。并让警卫员通知驻地机关的同志一起前来挖井。

在毛主席的带领下，没几天功夫，一口直径85厘米，深约5米的水井挖好了。为了使井水更清澈，毛主席又亲自下到井底铺沙石、垫木炭，涓涓清流从井底涌上来。

毛主席用实际行动，为机关干部和沙洲坝群众树立了榜样，中央各机关掀起了开挖水井的热潮。从此，沙洲坝人民结束了饮用脏塘水的历史,喝上了清澈甘甜的井水。

1951 年,瑞金人民为迎接中央南方老革命根据地慰问团的到来,将这口水井进行了全面整修,并取名“红井”,同时在井旁立了一块木牌,刻上“吃水不忘挖井人,时刻想念毛主席”十四个大字,以后又将木牌改为石碑,永久竖立在红井旁,以此表达对毛主席的无限崇敬和思念。

小小一口井,享誉海内外,贮满了清泉,也贮满了共产党一心为民的深情厚意。

# 第六章　中央苏区医学教育

中央苏区医学教育，又称医务教育，大致可分为三个层次：第一层次是公民卫生常识普及，即卫生健康教育，主要通过小学课本和公民识字课本的形式，向全体苏区公民普及基本的卫生知识、传授预防疾病的基本方法，培养群众卫生意识，养成良好行为习惯，促进社会移风易俗；第二层次是战场救护人员培训，主要通过短期培训班，包括看护训练班、卫生员培训班等，教会男女青年简单的救护常识和卫生管理知识；第三层次是相对规范的学校医务职业教育，以培养“政治坚定、技术优良的红色医生”为目标，系统地传授医学基本知识和临床基本技能。

## 一、民众卫生健康教育

社会的文明进步，根本在于民众接受文化教育的程度。民众文化落后的一个重要表现是思想上封建迷信，生活上固守陈规陋习。“苏维埃政府是工农自己的政府，他要注意解决工农群众一切切身的痛苦问题，污秽和疾病就是他们要解决的一个大问题。”①而要解决污秽与疾病问题，从根本上说，就是要大力加强文化建设，发展文化教育，普及卫生常识，倡导健康生活习惯。1933 年 7 月，中央内务部提出，要将卫生教育纳入小学及其他教育课程中。红一方面军卫生部部长彭真在《红色卫生》第二期上发文，建议“所有俱乐部、列宁小学、夜校、识字班，应加日常卫生功课，使每一个工农大众在识字中就获得宝贵的卫生常识，来运用在日常生活中，养成一种好清洁、好卫生、牢不可破的习惯。”因此，中央苏区进入相对稳定发展时期后，以扫除文盲、移风易俗为主要任务的文化建设，伴随着卫生运动轰轰烈烈地开展起来。

当时，民众卫生健康教育的形式与途径主要有：

### （一）小学卫生教育

中央苏区的小学即列宁小学，其教育对象主要是 8 岁到 14 岁的儿童，属义务教育。中央教育人民委员部对小学教育的课程设置作了明确规定，开设自然常识课（也称科学常识课），将学习卫生知识、养成卫生习惯等内容纳入其中，要求内容循序渐进、通俗易懂。1934 年中央教育人民委员部颁布了《小学课程教则大纲》，再次要求科学常识课应包含有系统而最浅易的理化、生物、生理卫生的常识，从具体的自然界现象的叙述，逐渐引导到最浅显的科学公律概念的学习。1933 年 8 月再版的、适用于列宁初级小学的《常识课本》中，编有大量有关卫生教育的内容。

① 高恩显，高良，陈锦石. 新中国预防医学历史资料选编（一）[M]. 北京：人民军医出版社，1986：70。

### (二)成人卫生教育

中央苏区民众文化程度普遍不高,文盲人口比例极大。苏维埃政府为了使“一般的青年和成年男女必须普遍的能做报告,能看各种文件,最低限度也要能看标语和路条”,[①]提出了扫除文盲的口号,发起扫盲运动,针对广大贫苦大众开展大规模的文化教育主要形式,有工农补习学校(班)、成人识字班、夜校、半日学校、俱乐部等。成人文化教育的目的是提高群众的政治文化水平,标准是能写信,能看懂《红色中华》报。大量的卫生知识被纳入各类成人教育的课本中,如《工农读本》中有“清洁”“扑灭蚊蝇”“迷信的结果”“防止疥疮”“早婚之害”“打破迷信”“运动的好处”“检查卫生”等与卫生常识或与改变生活陋习有关的内容。在成人适用的《识字课本》中有“清洁”“运动与休息”“烟酒”“嫖赌”等与成年人行为特征密切相关的卫生知识。通过这样的形式,苏维埃政府逐步改变了民众的卫生习惯,使其树立了健康生活意识,把良好的卫生习惯内化为自觉行为。

## 二、医疗卫生技术培训

中央苏区时期,苏维埃政府和红军部队举办了多批次短期看护训练班以及卫生技术人员培训班。因学员受训时间短促、文化水平较低等客观条件的制约,这些培训班的培训质量普遍不高,但对当时改变苏区军民卫生面貌、加强卫生指导与管理、增强军民卫生保

---

① 江西省教育学会.苏区教育资料选编[M].南昌:江西人民出版社,1981:168。

健意识、充实医疗救护力量等方面发挥了重要作用。

### （一）看护训练班

看护训练班是中央苏区举办数量最多、规模最大的专门针对战场救护而开设的培训班。据史料记载，最早集中办班、规模化培训看护员的是红三军。1930 年 11 月底，为支持、配合第一次反“围剿”战争，红三军开办了一个看护训练班，学员有 30 名，都是 20 岁以下做事活络的青年男女。

### （二）红三军团军医训练班

1930 年红三军团成立后，组建了总医院，并开始着手培养自己的卫生人员，创办军医训练班。何复生、饶正锡等医生担任教员，每天上课三四个小时，其余时间自习。教学设备除了两台油印机、一套生理解剖图谱和一具人体骨骼标本外，其它皆无。训练班没有固定的教室，教学在医院里进行，遇有伤病员送来，医生即教员就开展救治工作，学员在教员指导下参与伤病员的救治。因没有显微镜，学员在学习红、白血球形态时，只能根据教员在讲义上、黑板上画的图形去想象。由于行军作战频繁，学员只能边行军、边打仗、边学习，难得有比较完整的学习时间。培训班紧密结合当时红军部队的实际情况开展教学，挑选部队最常见的病和最常用的药来教。学员遇到听不懂的时候，教员通过实际操作做给他们看，例如讲解注射技术，教员就拿注射器在课堂上当场示范，学员依葫芦画瓢学习这一技术。

红三军团是较早重视医务人员培训的部队，其开创的“学用一致”教学法，后来在各部队中广泛推广运用。

### （三）赣西南红色总医院女子看护学校

1931 年 2 月，位于江西兴国城冈的赣西南红色总医院创办了女子看护学校。江西省苏维埃政府主席曾山发出《通知》，要求各级苏维埃政府在 10 日内选派大批女青年前往兴国城冈红色总医院专门培训看护技术。学校初定 2 月 15 日开学上课，招生名额为 100 人，要求年龄在 15 岁以上 22 岁以下，条件是要忠实、活泼、可靠，稍识文字更好。《通知》发出后，所辖的各区苏维埃政府十分重视，翻印《通知》并在群众中进行宣传动员。该校依托赣西南红色总医院办学，是中央苏区第一所以“学校”名义招收看护生的机构，规模大、学员多。由此可推断，当时的赣西南红色总医院技术力量较强。但从《通知》上看，该校主要是为第二次反“围剿”战争作准备，开办仓促，影响力非常有限。所以，该校虽名为女子看护学校，实为短期看护训练班。

### （四）才溪护士训练班

1931 年 4 月，福建上杭县才溪乡苏维埃政府按上级要求，在南山癞古窝医院开办了一期女护士训练班，学员是从慰劳队、洗衣队、救护队、担架队、煮粥队、送饭队、送菜队、送茶队中精选而来的优秀女青年，最初有 68 名。选拔条件是：历史清白，成分好，工作积极，年龄在 18 岁至 30 岁，必须是党员或者团员。培训任务是：前方抢救伤员，后方保护伤员，敌人来时掩护伤员。口号是：上前线不怕枪林弹雨，救伤员愿意牺牲个人，慰劳红军人人有责，看护伤员大家模范。训练班没有固定的训练地点和课堂，班里有一面红旗，红旗插在哪里就在哪里学习。学员没有课本，都是边做边学、边学边做，人人记笔记。

经过培训后，女护士们组织观念更强，纪律更严明，阶级感情更坚定。他们下田干活时药包随带，听令即放下锄头，背起药包上火线，冒着枪林弹雨上阵抢救伤员，精心照料伤员。敌人来了，立即组织力量把伤员抬往深山躲藏或分户隐匿在自己的家里。

### （五）通贤中医训练班

为发展医疗卫生事业，解决苏区人民缺医少药的困难，1932 年初，福建上杭才溪乡苏维埃政府开办了一期学制 2 年的中医训练班，后迁移至通贤。训练班教员由苏维埃政府调派的当地名中医阙同茂、曹仁才等担任，阙同茂具体负责培训班教学和日常事务管理。当地苏维埃政府每月发给每位教师 4.5 元伙食费，1 元茶烟补给费。学员由各乡苏维埃政府推荐，共 17 人。训练班学习纪律民主制定，学生自我管理。学习内容有四言药性、汤头歌诀、脉诀、伤寒论等。学员无正式课本，教材由教师选编后学员手抄。学员学习积极性高，基础较好的学员除学习规定教材外，还自学《八十一难经》。没有考试测验制度，两年学习期满后也没发给结业证书。训练班不发书本和生活费，每星期放假 1 天，让学员回家拿米带菜，学员轮流担任炊事，柴火经苏维埃政府批给松木后由学员自砍自运解决。

1934 年初训练班学员结业，除一部分分配在才溪乡药业合作社外，大部分在通贤、才溪开业行医，成为通贤、才溪一带的医疗骨干力量。

## 三、医学职业教育

中央苏区时期，中革军委创办的中国工农红军军医学校（后更名为中国工农红军卫生学校）标志着中国共产党领导下的医学教育以学校教育的形式正式面世。

### （一）中国工农红军军医学校、中国工农红军卫生学校

1931年11月，贺诚提出创办红军军医学校的建议，获得中革军委同意。11月20日，中国工农红军军医学校在瑞金创办，贺诚兼任校长，陈志方兼任教务主任。随后，中革军委发出招生通知，要求各军选送政治可靠、身体健康、初具文化知识、年龄为16岁到25岁的青年红军战士，经严格审查后入校学习。1932年1月初，各部队送来报考者150多人。1月18日，学校组织报考者进行体格检查。19日进行入学考试，上午考政治，下午考医学知识。4天后，发布录取名单。计划录取学员20人，实际仅录取了19人，另从落榜生中挑选了6人作为试读生。这25人就是红军军医学校第1期学员。此时，恰逢赣州战役打响，中革军委总军医处奉命迁驻于都，尚未开学的学校连同刚被录取的25名学员也一起搬迁至于都，并将县城北门外的一座旧教堂（宝血堂）改为学校的新校址。

1932年2月20日，学校正式开学并举行隆重的开学典礼仪式，中革军委主席朱德、红军总参谋长叶剑英和总政治部主任王稼祥出席。朱德在典礼上首先讲话："医疗卫生战线是我们进行革命战争的一条重要战线。……要有军医学校，培养我们自己的红色军医。同志们是从各军团派来这里学习的，要十分珍惜这个机会。我们的红色军医应该具有坚定的政治立场，对人民、对伤病员要满怀

阶级感情，要有艰苦奋斗、舍己救人的工作精神，同时还必须具备科学知识和精湛的医疗技术，这就是中央军委对同志们的要求和希望。”[①]校长贺诚作建校经过的报告，教务主任陈志方宣读学校教育计划，学生代表刘放作了发言。根据毛泽东的指示精神，贺诚将“培养政治坚定、技术优良的红色医生”作为学校的办学方针。

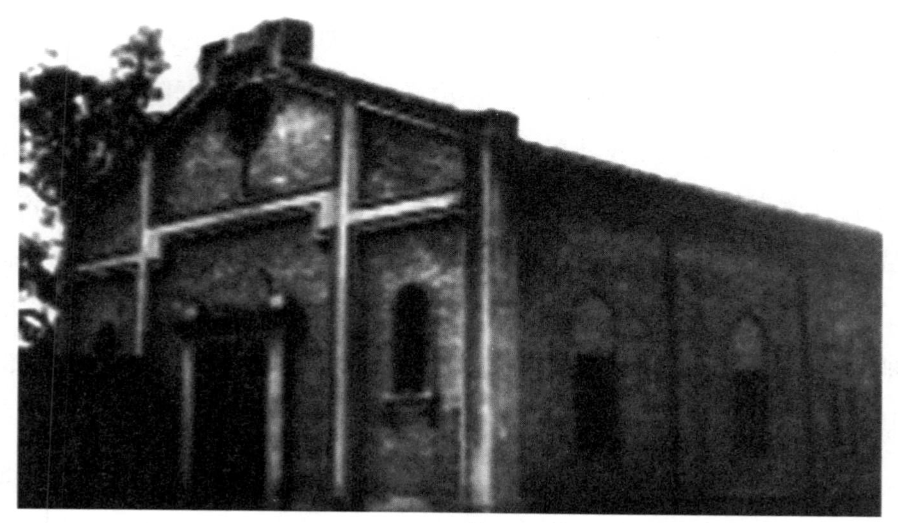

图 6－1：红军军医学校旧址（于都县城）

2 月 21 日，学校正式上课，每天医学课 6 小时，政治和军事课 1 小时。学校教员极少，除校长贺诚、教务主任陈志方外，仅有彭真及政治教员 1 名。各科所有讲义皆由教员搜集材料编辑、装订成册，供学员使用。学校创建之初，环境艰苦，物资困难，教学经验缺乏，没有完善的教学设备，也谈不上完整的教学计划。但学校贯彻“少而精”和“重点教育”的原则，围绕部队的常见病、多发病进行教学，

① 王冠良，高恩显．中国人民解放军医学教育史［M］．北京：军事医学科学出版社，2001：9－10。

重点让学员学会处理各种战伤（特别是四肢战伤）和多发病，给学员讲疟疾（包括感冒）、痢疾（包括拉肚子）、溃疡（烂疤子）以及其他医护常识。

开学后不久，学校师生奉命随红三军团参加赣州战役的救护工作。战役失利后，学校随部队回师福建汀州。在汀州，学校将学员一分为二，一部分接受龙岩漳州等战役的救治任务，一部分参加南雄水口战役救护工作，组建临时医院。在如此艰苦的环境下，学校克服重重困难，抓住一切机会，一边救护一边教学。据陈志方回忆：行军路上就是课堂，战斗的实践就是学习。在行军路上，前面学员将学习重点抄在纸板上，挂在背包上，后面学员就边行军边认记。战斗间隙休息时，教员就在大树下架起门板当黑板，用柴炭做粉笔，给学员讲解拉丁文、文化课、医药课。学员席地而坐，树枝当笔，大地当纸，在地上写画。战斗打响后，学员们冒着枪林弹雨，勇敢地抢救、运送、救护伤员，边打仗，边实践。

1932 年 6 月，漳州、水口战役结束后，学校师生返回于都。8 月，经中革军委主席朱德批准，学校迁至兴国茶岭红军总医院附近。学校搬迁到茶岭后，依托红军总医院的资源，办学条件大为改善。不仅基本的教学设备得到充实，而且解决了临床实习场所，更重要的是师资力量得到了加强。总医院一些医科大学毕业的医生（大部分是俘虏过来的国民党军医，如李治、曾守蓉、俞翰西等）都被聘请到学校担任教员。后来学校规模扩大，为了便于学员临床实习，中革军委总卫生部将红军总医院改作红军军医学校附属医院。学校校长彭真兼任医院院长，医院政委王立中兼学校政委。

学校组织机构简单，教学工作主要由校长直接领导，下设教学组、油印组、总务组。学员组成学生队，设有指导员，第一任指导员是袁升平。学校教学设备较于都时期有所改善，有两台油印机、少量图书、少数生理解剖挂图、一具人体骨骼标本、两架显微镜（但因没有染色材料而无法使用）等。

学校军医班的学制为1年，学习的课程主要有生理学、解剖学、药物学、内科学、外科学、皮肤花柳病学、诊断学、病理学、处方学、拉丁语等业务课；行军演习、爬山、打靶等军事课；高小和初中文化课；每周2～3小时的政治课。学员在短短不足一年的时间内要消化相当于正规专科教育3年的学习内容，学习任务十分艰巨。学校教学进度与实习无严格规定。如解剖实习，因为缺乏药物，尸体无法保存，学员只能在获得尸体后用突击的方法集中学习；内外科实习，学员都是到医院观看手术和病例；临床实习，第1期时无正式规定，学员毕业后分派至后方医院或师卫生所做实习医生一年后，才能正式成为军医。

教学主要采用“编写讲义——上课讲解——下课复习讨论”的方法进行。彭真负责解剖学、生理学，曾守蓉负责药物学，李治负责内科学，徐健负责外科学。由于教员缺少教学经验和教材，学员文化水平又不高，教学工作异常艰难。但教员们从培养红色医生的革命事业出发，严肃认真、实事求是，以饱满的革命热情，想方设法、耐心细致组织教学，不断探索符合实际的教学方法，积极改进教学工作。教员自编讲义，把复杂的理论简明化、通俗化、形象化。为帮助学员克服困难，便于学员掌握晦涩难懂的医学药物知识，教员或将课程内容编写成顺口溜，如“嗅视动眼四滑车，三叉外旋颜面听，舌咽迷走副舌下，就是十二对脑神极”“阿司匹林托氏散，先治咳嗽后治喘”“阿司匹林零点五，发汗解热除痛苦”。或开展形象教学法，如讲解碘酒时就告诉学员碘酒的颜色像酱油一样。这样的教学方法效果非常好，学员记忆牢固。校长彭真对教学认真负责，循循善诱，诲人不倦，遇到难以理解的内容，总是反复用不同的方式讲解，直到大家明白为止，给学员们留下了深刻印象。

学员大多是工农子弟，经过党和部队的教育、战争的锻炼，普遍政治觉悟较高，学习刻苦，互帮互学。他们作息时间规律有序，每天约早晨4点半钟起床，跑步、洗脸后上主要课2小时，然后进早餐；上午上课4小时，每2小时休息一次。下午上政治课、实验课或去医院见习。晚饭后上军事课或游戏，晚间2人共用一盏油灯自习，常至油尽灯灭也不愿就寝。课余时间，学员帮教员刻钢板、搞印刷，解决教材问题。学员学习条件艰苦，没有毛笔铅笔，就把竹杆削尖沾颜料水书写。没有书桌，就用自己的大腿代替。尽管如此，却个个劲头十足，十分珍惜难得的学习机会。

茶岭物资匮乏，生活艰难，师生们每天吃的是粗粮野菜，睡的是草垫地铺。为改善生活，学员们自己动手种菜、养猪、养鸡、打猪草，为学校捡柴挑粮，到河沟水田捞虾、抓泥鳅、捉田鸡、逮河蟹。学校与当地群众关系非常密切，在办学过程中得到茶岭百姓的大力支持，群众空出祠堂、房屋给师生上课、住宿，给学校提供桌、凳、门板甚至碗筷炊具。而学员除学习外，也积极参加当地的生产劳动，帮助群众插秧、收割。

学校文体活动丰富。课余，学员们在自己砌的球台上打乒乓球，和校领导、教员们一起拔河，玩“丢手绢”“叠罗汉”“瞎子捉拐子”等游戏。自制象棋、扑克，每月组织一次自编自演的文艺晚会。丰富多彩的课外活动驱走了紧张学习带来的疲劳，使艰苦的生活充满了欢乐。

1932年底，学校招收了第2期军医班。1933年3月，第1期军医班毕业的同时学校招收了第3期军医班。第1期学员毕业那天恰好是第3期军医班开学之日，学校政治指导员袁升平组织第1期学员自编自演了文艺晚会，欢迎新学员和第四次反“围剿”战争中刚解放过来的医生孙仪之、俞翰西、李延年等来校任教。中革军委后方办事处主任杨立三特批为毕业生制发了一套列宁式黑布制服和一个红十字挎包。学员们身着新装，精神抖擞，激动得热泪盈眶，依依不舍地告别学校和老师们，奔赴部队和医院的工作岗位。

1933年3月，“中国工农红军军医学校”更名为“中国工农红军卫生学校”。6月，因彭真调任红一方面军卫生部部长，校长由陈义厚接任。8月，红军卫生学校搬迁至中央苏区首府瑞金，与同年3月从福建汀州迁来的中央红色医务学校合并，仍冠名为中国工农红军卫生学校。学校驻瑞金叶坪朱坊村，隔河与洋江下的中央红色医院相望，并与中革军委总卫生部邻近。

第四次反“围剿”战争结束，中央苏区进入相对稳定的发展时期。学校经过茶岭阶段的建设，积累了一定的办学经验，教学人员得到充实，学校步入了新的发展阶段。学校组织机构逐步健全，设有教务处和校务处，负责管理教学和行政日常事务。陈义厚任校长，黄应农任政委，周越华任政治处主任，王斌任教务主任。教员有李治、曾守蓉、李延年、孙仪之、俞翰西、胡广仁等，其中李治负责解剖学、生理学和细菌学，曾守蓉负责药物学和化学，李延年负责外科学和外科手术学，孙仪之负责内科学、诊断学和病理学，俞翰西负责皮肤花柳病学，胡广仁负责德文和拉丁文。

这一时期，学校学员人数大增，有500人左右。学员组成学员大队，医科各期合为一大队，约200人，其余各班合为二大队，约300人。教学工作有较大的改善，教学计划进一步规范。学制定为

1 年,其中 5 个月学习基础理论课,5 个月学习临床理论课,2 个月进行临床实习。教材基本实现石印或铅印。教员除讲课外,还担任辅导工作,必须参加学员的讨论。各门课程在教学计划告一段落后进行考试,所有课程结束后进行总考。政治课主要讲解或介绍列宁的一些著作、政治经济学常识、《联共〈布〉党史》,以及苏区和全国革命形势等。因能听到许多革命道理和了解到全国各地的斗争形势,学员们对政治课都饶有兴趣。陆定一、王稼祥、何叔衡等领导人先后到学校作专题报告。学校的配套设施更为充实,建有图书室(藏书约 400 册)、解剖室、动物实验室、标本室、模型室、细菌检查和培养室、化学实验室和瓦斯预防室等。

1933 年 8 月,红军卫生学校附属医院(红军总医院)也迁来瑞金,并与中央红色医院合并,规模进一步扩大。医院设备较为先进,技术和条件都是中央苏区最好的。开设了外科手术室、手术前准备室、消毒室、隔离参观台、X 光室、理疗室等。病房按疾病分类,有病床 300 多张。

到 1934 年 10 月,卫生学校先后开办了医科(军医)班、调剂班、看护班、保健班等。军医班 1 ~ 5 期学员先后毕业,第 6 期在读,又招考了第 7、8 期学员,两期学员均约 50 人;调剂班毕业了 4 期,保健班毕业了 3 期,看护班毕业了 7 期。长征前,卫生学校历届毕业生数是:医科第 1 期 19 名,第 2 期 28 名,第 3 期 36 名,第 4 期 46 名,第 5 期 52 名;调剂班共 75 名;看护班共 300 名;保健班共 123 名,共计 679 名。学员毕业后,均分配到部队卫生所或医院工作,成为红军部队医疗卫生工作的重要力量,其中大部分毕业学员在革命战争中光荣牺牲。

中国工农红军卫生学校是中央苏区时期一所重要的医务学校,

是中国共产党领导下开展医学教育的一面旗帜,所培养的大批医务人员奔赴于中央苏区的各大战场,为中国革命事业建立了不朽功勋。红军卫生学校不仅是人民军队医务学校的摇篮,而且为后来我国医学院校的建立和医学教育的开展树立了典范,其在实践中凝炼的办学精神成为新中国医学院校建设与发展的宝贵精神财富。

### (二)中央红色医务学校

1931年底,苏维埃临时中央政府决定开办一所中央红色看护学校,毛泽东指示汀州福音医院院长傅连暲负责此项工作。1932年1月13日,《红色中华》刊登"看护学校将开学"的消息:"临时中央政府内务人民委员会,为诊治灾区群众的疾病与指导群众卫生工作等,决开办一看护学校,于2月1日于汀州开学,时期两个月,闻主要学习课目,为普通内外科的诊断和治疗及绷带、救急、看护常识与卫生常识等,学生名额共60名,江西、闽西各30名。学生资格为:一、愿为社会服务,工作积极的;二、身体强健,没有暗病或恶劣传染病的;三、思想活泼性情不粗躁,能识文字的(如各条都好,不识字的也要得);四、年龄在17岁以上24岁以下;五、男女生不限定,闻具有以上资格,该校即可录取云。"

1932年2月1日,该校正式开学,校长为傅连暲,校址设于汀州城内的万寿宫(江西会馆)内。消息发布该校学制为2个月,傅连暲校长初订学制为6个月,但实际不足3个月。教员除福音医院的医生陈炳辉、肖志高、胡境堂等人外,还从红三十三军调来3名残疾干部,1人担任政委,2人担任政治指导员兼日常事务管理工作。

由于学员文化水平很低,学校特意聘请了当地一名教师教授文化课。讲课时,教员念一句,学员跟着念一句,念了以后,学员还是不懂，一头雾水。3月底，毛泽东随东路军抵达福建汀州。在繁忙的军务中，毛泽东不忘学校的办学，专程抽空到学校看望学员，校长傅连暲汇报了学校的教学情况，感觉到在短期内培养好这些学员难度很大，毛泽东指示："挑部队最常见的病来教，挑部队最常用的药来教。讲不懂，就做给他们看。"①根据毛泽东的指示，傅连暲重新调整教学方案，确定每天上2次课，临床实习2次。讲课中如遇到疑难问题，就通过实际动作来讲解和说明。如讲注射方法，就拿注射器在课堂上当面注射，学员们很容易就学会了。

学校条件艰苦，学员们吃住在万寿宫内，睡的是稻草地铺，穿的是从家里带来的便衣，吃的也是家里带来的糙米饭和酸菜、辣椒。晚上四五个人合用一盏茶油灯，时常学习到深夜。1932年4月龙岩漳州战斗打响，学员尚未毕业，但红一军团、红三军团急需医务人员，于是第一批学员就匆忙毕业奔赴前线，参与救护工作。朱德特地赶来参加学员毕业典礼并讲话。学员大部分分配到部队工作，部分成绩较好的转入后来的中央红色医务学校继续学习，成为中央红色医务学校的首批学员。

1932年6月，漳州战役胜利后，毛泽东率领东路军撤离漳州，回师汀州，对傅连暲说："现在环境更加稳定了，我们应该训练自己的军医，光会涂碘酒是不行的。"②不久，傅连暲将"中央红色看护学校"更名为"中央红色医务学校"，由训练看护人员转为着重培养军医人才，傅连暲任校长。第一批学员由红色看护学校毕业生中成绩较好的学生和同时新招收的有一定文化的男女青年组成，一共20

① 傅连暲. 中央红色医务学校. 见赣南医学院苏区卫生研究中心. 中央苏区医学教育资料汇编[M]. 北京：解放军出版社，2015：269。

② 傅连暲. 中央红色医务学校. 见赣南医学院苏区卫生研究中心. 中央苏区医学教育资料汇编[M]. 北京：解放军出版社，2015：269。

名。学制 1 年，主要开设外科学、内科学、急救学、处方学、药物学和绷带学等课程。6 门课程的讲义均石印印刷，给学员学习带来很大便利。

1933 年初，国民党军队进攻闽西地区，福音医院和中央红色医务学校处境危险，苏维埃临时中央政府决定把福音医院连同学校搬迁到瑞金。3 月间，该校随同福音医院从汀州迁往瑞金叶坪洋江下，福音医院正式改名为中央红色医院。8 月，中央红色医务学校与红军卫生学校合并，中央红色医院与红军总医院（红军卫生学校附属医院）合并。合并时，中央红色医务学校第 1 期学员尚未毕业，经过学科考试，学员按成绩高低，分别插班进入卫生学校医科第 3、4 期和预科班中就读。

### （三）中央苏区医学教育的特点

中央苏区医学教育，经历了从无到有，从不完善到逐步趋于完善的过程。在这一过程中，党和苏维埃政府始终高度关注关怀。毛泽东、朱德等领导人关心学校教育教学情况，或出席学校开学及毕业典礼，或视察学校、看望师生，勉励学员对人民、对伤病员要满怀阶级感情，要有艰苦奋斗、舍己救人的工作精神，同时还必须具备科学知识和精湛的医疗技术。贺诚、傅连暲等结合当时的客观条件，因地制宜，在实践中逐渐形成了中央苏区医学教育的鲜明特点。

#### 1. 短学制，少而精

中央苏区医务学校的创办归根到底是“为革命战争服务”，战时环境对医疗卫生人员的数量和质量都提出了极大的要求。数量上，必须培养一大批与战时环境相适应的医疗卫生人员队伍，以保证受伤患病红军指战员能及时得到救治；质量上，学员必须政治坚定，准确掌握伤病治疗方法，尽可能挽救红军将士的生命。因此，培养周期不宜过长，要求学员必须在最短的时间内掌握战场救护最实用的医疗技术。1961 年 3 月 23 日贺诚曾经说过，用短期速成、少而精的方法，培养大批卫生干部以应急需，是环境使然，又是合情合理的方针。“因为我们不能在指挥员面前说，等我们的军医都在大学毕业了，你才打仗；我们也不能对呻吟于伤病苦痛之中的伤病员说，你们忍耐几年吧！等我们军医都在大学毕业了，会给你们治的。”①当时确实有不少接受过西方医学教育的医生还迷恋于医学教育的系统性、完整性，强调需要 5 年、6 年的长学制，医学教育的观念深受西方教育思想的束缚，这是教条主义。受其影响，就不能结合客观实际，大胆进行教学内容和教学方法改革。

为了在短期内迅速培养尽可能多的医务人员，中央苏区的医务学校均采取了“重点教育”的方法，实行短期速成学制，课程以内科学和外科学为主，把基础医学和临床医学内容压缩到最低限度，挑选部队最常见的病种和最常用的药物来进行教学，讲课内容少而精，简明适用。教员紧紧围绕红军的多发病——疟疾、痢疾、下肢溃疡和疥疮，围绕战伤的急救和四肢伤处理等基本知识来编写教材、安排教学计划，使学员毕业后，面对最多、最普遍、最常见的伤病能够处置得当。1932 年 10 月，红五军团军医处编印的《药物要义》教材，介绍了 35 类最基本的药物，每种药物的性状及使用剂量，全书不到 7000 字，简单明了，非常实用。1933 年 6 月，红军卫生学校编印的《内科看护法》教材，分 5 篇共 21 章，简单介绍了病室选择与布置，病人排泄物的处置，体温、呼吸、脉搏、大小便等基本检查方法

① 贺诚访谈录，1961 年 3 月 23 日. 见赣南医学院苏区卫生研究中心. 中央苏区医学教育资料汇编[M]. 北京：解放军出版社，2015：316。

及各种洗涤方法，语句浅显易懂。

2. 学中干，干中学

由于国民党军队的疯狂“围剿”，中央苏区医务学校办学环境恶劣，教学稳定性极差，有时为了战场救护的需要，学员们只能中断课堂学习，投入革命战争，将所学不多的医疗卫生技术运用到战场医疗救护实践中去，在实践中边干边学，边学边干。

1932 年 2 月底，赣州战役及随后的广东水口战役打响，红军军医学校迅速组织学员参与战场救护。教务主任陈志方带领学员随军行动，一边行军，一边坚持教学，一边开展救护工作。水口战役期间，红军在江西信丰成立临时医院，先后接收了 1000 多名伤员。彭真既是医院院长，又是唯一的医生，同时还是教员。他把十几名学员分成两组，一组负责轻伤员的治疗和后转，另一组给他当助手进行手术。张汝光回忆：“那时我们还没有这方面的常识，因任务急迫，他简单地给讲了怎样消毒、麻醉、传递器械以后，就在他的指导下，开始了手术工作。有一次我给一个伤员麻醉的太多，以致呼吸微弱，发生了危险，他镇静地停下手术，进行急救，告诉我应该怎样做，语气里没有一点责备的意思。后来，我怕发生危险，又麻醉得太轻，以致手术进行时伤员动起来了，这时他又停下来指示我进行麻醉。手术不停地进行下去。”①学校搬到瑞金后，隔河就是附属医院，医院特地选择光线较好的房间做手术室，而且揭去楼板加装玻璃窗和扶手，方便学员学习和观摩教员救治伤员。

中央苏区医学教育大都是采用“在实践中学习、在实践中巩固”的教学方法。红三军团卫生部把军医培训班办在医院内，紧紧

① 张汝光. 在红军卫生学校第一期. 见赣南医学院苏区卫生研究中心. 中央苏区医学教育资料汇编[M]. 北京：解放军出版社，2015：245。

结合红军的实际情况来进行教学,教员针对部队的常见病、多发病来教,学员也围绕常见病、多发病来学。百闻不如一见,当学员听不懂时,教员就边讲解边演示,当场示范,学员很快就掌握了。红三军团的现场教学法在各部队和医务学校得到推广,成为当时苏区医学教育的基本教学方法。

3. 讲政治,守纪律

“培养政治坚定、技术优良的红色医生”,是中央苏区各类医务学校一贯坚持的办学方针,并在实践中得到很好的落实。一批批医务学员将政治上的坚定转化为刻苦学习的动力,转变成为服从革命、服务军民的自觉行动。

1931 年 9 月,贺诚向毛泽东请示总军医处工作,提出准备立足根据地办军医学校,自己培养医生。当毛泽东听说红军部队能承担医学专业教学任务的同志不多,必须从俘虏过来的医生中找教员时,他一再强调:“不要培养成白色医生,要加强政治思想教育,培养红色医生。”①

在医学教育中,各类医务学校始终坚持“政治坚定”的首要原则,在招生时特别强调学员的阶级成分,加强审查,确保学员政治上的坚定性和可靠性。同时,把思想政治教育工作贯穿于教学活动的各个环节,保障了培养目标的顺利实现。政治要求成为中央苏区各类医务学校办学的鲜明特点。

另一方面,中央苏区医务教育注重学员纪律观念的培养。遵守纪律是红军的政治本色,红军部队十分重视包括学校在内的各个系统的组织纪律建设,学校教育中尤其强化“三大纪律、八项注意”的

① 冯彩章,李葆定. 贺诚传[M]. 北京:解放军出版社,1984:68 - 69。

纪律养成。学员们牢固树立“一切行动听指挥”的观念。坚持以服务革命战争为先，随时听从部队的召唤，遇到战事，立即开赴前线参加伤员救护。在行军或转移途中，一有休息机会，学员们自觉围坐在一起，听教员讲课，没有一个学员开小差或旷课。学校始终把遵守群众纪律作为基本要求，学校几经搬迁，每到一处都十分注重与驻地群众的关系，农忙时节，组织学员帮助农民插秧、收割，给红军家属或困难群众提供帮助。因此，学校得到驻地群众的大力支持，群众主动捐献办学物资，帮助改善办学条件。

在艰苦的战争环境下，中央苏区红色医生们兼任医生和教员双重角色，克服种种困难，在短短的数年时间里，竭尽全力推进医学教育事业的发展，培养了一大批“政治坚定、技术优良”的医务人才，形成了独具特色的医学教育模式。

红医故事链接：

## 韦荣妙法治瞌睡

韦荣(1915—1935)，广西人，是中国共产党培养的第一位女军医。她出身贫苦农家，10岁便在当地的一个财主家做丫头，后来被黑心财主卖到妓院。她不甘心于命运的安排，最终从妓院逃出来并走上革命道路。因为曾在红七军战地医疗站护理过伤病员，她被组织推荐进入红军军医学校学习，并顺利通过招生考试，成为19名正式学员中的一员。韦荣入学时年仅16岁，是当时唯一的女学员。

韦荣十分珍惜这一来之不易的学习机会，学习非常刻苦，课堂上数她提问最多，课后也老是缠着教员和其他同学问个不停。尽管如此，由于文化水平太低，学习起来还是很吃力，面对晦涩难懂的医学知识，她不由自主地就会打瞌睡，有教员在场还好，若是自习，那更是一发不可收拾。倔强的韦荣可不允许自己被“瞌睡虫”打败，她四处寻找“药方”。一天，副班长范同麟说他有个祖传秘方叫“去困灵”，治疗打瞌睡特别管用，韦荣欣喜若狂，叫范同麟赶紧给她配药。不一会，范同麟就拿来一个子弹壳，略带戏谑的口吻对韦荣说：“给你我家的祖传秘方，使用方法很简单，当你犯困的时候，打开来闻一闻就行了。”韦荣夺过范同麟手中的子弹壳迫不及待地试验起来，没想到子弹壳里装的其实就是胡椒粉，韦荣被呛得直流眼泪直打喷嚏。见状，在场的同学个个笑得前仰后翻。面对范同麟的捉弄，韦荣一点也没生气，她一边抹眼泪一边笑着说：“祖传秘方，确实管用！”从此，教室里经常传来喷嚏声，大家都知道，那是韦荣正在跟“瞌睡虫”作斗争呢。

可是，不到半个月的时间，“去困灵”就失灵了，接连两个晚上自习课，韦荣还没来得及去闻“去困灵”，就趴在桌上睡着了。因为功课没有温习好，病理课测验时，韦荣的名次落到了最后。伤心难过的韦荣把“去困灵”狠狠地甩在地上，抑制不住地哭起来。大家手足无措，也不知道怎么去安慰她。痛定思痛，当晚韦荣依然早早地来到教室，但是她没有坐在老地方，不知道她从哪里搬来一张凳子，坐在教室的最后一排，她一边啃着锅巴一边看着笔记……不知不觉夜已深了，教室里亮着的松油灯只剩六七盏了，当大家陆陆续续合上课本要回去休息时，只听最后一排“哐当”一声，大家回头一看，原来是韦荣摔倒了。大家急忙跑过去把她搀扶起来，“好好的怎么摔倒了呢?”看到韦荣前额鼓起了一个大包，还渗出了鲜血，可她不仅没有丝毫郁闷痛苦的表情，相反却笑起来了，大家面面相觑。韦荣指着凳子得意地对范同麟说：“班长，你看，我的‘止睡凳’成功了，它比你那个‘去困灵’强一百倍!”这时，大家才发现，韦荣用的是一张特别的凳子——少了一只脚的三脚凳。

靠着这种悬梁刺股的劲头，韦荣最终以优异成绩毕业，成为中国共产党培养的第一位女军医。遗憾的是，红军主力长征后，韦荣留在中央苏区照顾伤员，不幸被捕，献出了年轻的生命。

# 第七章　中央苏区药材供应

药材供应是医疗卫生工作中不可或缺的重要环节。面对“少药”的困境，中央苏区医药卫生管理者、医务工作者和广大军民，千方百计筹措药材，自主生产药品，加强药材管理，为医疗卫生工作提供了基本药材保障。当年中央苏区药材供应主要有战场缴获、秘密采办、选用中草药、自主生产四种形式。

## 一、战场缴获

在战斗中缴获敌军的药品和医疗器材，是苏区早期药材来源的主要形式。1928 年 5 月，红军攻克江西永新县城时缴获了一批药材，并将这批药材运到茅坪茶山源，在茶山源建立了红军最早的药材库。1930 年 12 月 29 日，第一次反“围剿”战争期间，红一方面军总司令朱德、总政委毛泽东发布命令，要求“各部须注意搜集西药，无线电亦不准破坏”[①]。1931 年 2 月 21 日又发出第 6 号命令，强调

① 赣南医学院苏区卫生研究中心. 中央苏区卫生工作史料汇编[M]. 北京：解放军出版社，2012：54。

到石城之部队，须注意尽量多买西药，特别是海碘酒、碘片、酒精、纱布等。因此，红军在战斗结束后打扫战场时都特别注意药品等战利品的搜缴，并且常有收获，如1931年5月下旬击溃国民党军刘和鼎部时，最大的战利品就是缴获的25担药品，其中有碘片、沃碘仿、酒精等紧缺的治伤药。1932年4月，福建漳州战役中，红军歼灭敌张贞第四十九师两个旅，也搜集到大量布匹、粮食、食盐和药品等物资，苏维埃政府组织3000多民工历时1个月，将这些物资全部运回中央苏区。

同时，红军还以俘虏的敌军长官换取部队急需的药品。1930年12月30日，第一次反“围剿”战争中，红军在永丰龙冈活捉国民党军第十八师中将师长张辉瓒后，蒋介石曾令鲁涤平设法与我方接洽“赎张”，许以释放关押在南昌的政治犯，并付给20万块银元和20担医药等交换条件。因张辉瓒罪大恶极、民愤极大，最终被群众处决，交换未能实现。此后，红军多次利用被俘敌军长官交换物资，换取到部分药品，对缓解苏区缺医少药的状况起到了一定的作用。

## 二、秘密购买

为了解决根据地的物资供应，井冈山斗争时期，毛泽东指示湘赣省委在萍乡“春和生”药店建立“赣西采运处”，任命程海存为主任，兰老西、陈继鹏为联络员。赣西采运处的主要任务是为苏区采购、运送药品等紧缺物资兼送情报。

根据地需采购的物资清单及购货的银元、黄金，每次均通过莲花秘密送往赣西采运处。采运处每月运送物资2～4次，每次少则10多担，多则50多担。运送的物资除药材外，还有洋硝、洋钢、电讯器材、纸张、油印机、布匹、食盐等。由于沿途敌军盘查严密，物资运送十分困难，运送员只能趁夜晚翻山越岭走秘密小道，绕过敌人的一道道哨卡。程海存也想了许多办法躲避敌军盘查，如把金丝拧到棕绳里、把银元藏在冻猪油里，或把金银藏在粪桶中。由于叛徒出卖，1932 年农历 6 月，春和生药店被查封，赣西采运处被破坏，程海存被捕后英勇就义。

1930 年 10 月，中共中央组建中央交通局，其主要任务是打通各苏区之间的交通线，建立严密的国内交通网。中央交通局以闽西苏区“工农通讯社”机要交通网为基础，建立了一条从中共中央所在地上海—香港—汕头—潮州—大埔—青溪—永定经上杭、长汀直至江西瑞金的红色秘密交通线。这条秘密交通线是中央苏区与外界联系的主要通道，到 1933 年第四次反“围剿”战争前后，这条交通线仍是外界通往中央苏区的主要通道。

中央交通局在香港设立了华南交通总站，直属中央交通局管理。该总站在铜锣湾建立了秘密机关和招待所，并利用香港的特殊位置设立了电台，完成了许多党的重要领导干部的转送任务。党中央在上海印刷的报刊、宣传品以及为中央苏区购买的军用器材、无线电器材和药品等，也大都由华南总站转运。

同时，中央交通局还指派交通员在交通沿线开设商铺，采购苏区急需的物资，包括军火、无线电设备、医药、粮食、生活用品、文化用品等。“苏区缺什么物资就开什么铺子。需要药品、布匹、电料器材等，就开相应的铺子。……那时中央苏区严重缺乏药品，我们曾利用社会关系，在汕头开设过中法药房分号，名声、规模很大，可进很多药品,以满足苏区大量需要。”[①]为打破国民党对中央苏区的军事“围剿”和经济封锁作出了重要贡献。据不完全统计,通过中央红色交通线安全运送到苏区的民用、军用等各类重要、急需物资达300多吨。中央苏区第一台大型医疗仪器——德国造X光机(当时称之为“照病机”),就是从上海通过这条交通线冲破国民党的重重封锁,千里迢迢,坐车乘船,秘密运到瑞金的。

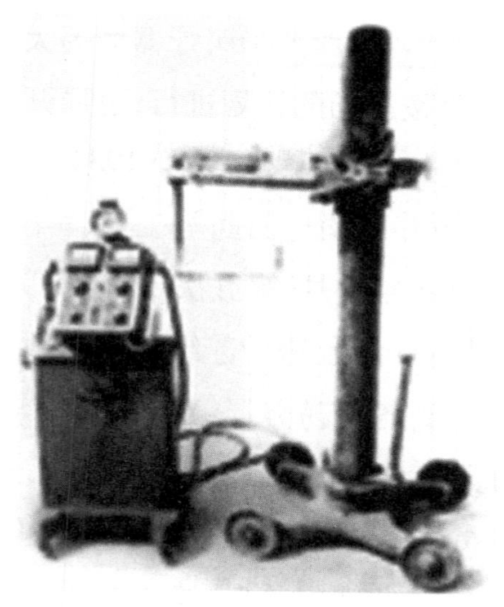

图7-1:中央红色医院使用过的X光机

通过秘密交通线运往中央苏区的药品,对于红军医院的用药需求来说仍然是杯水车薪。因此,苏维埃政府还在白区设立贸易机构。苏区政府委托傅连暲以福音医院的名义,派人到上海、汕头、峰市、上杭等地设立药房,采办西药和其他进口物资。傅连暲派其弟子、共产党员曹国煌前往上海采购药品与医疗器械,一方面供福音医院日常使用,同时也供应红军部队。1931年秋,时任红十二军政委谭震林指示傅连暲从汀州到上海沿途设立数家药房,以便为中央苏区买药、运药经常化。傅连暲先后在国民党统治区的峰市、上杭开设了两家药房,并派曹国煌和另一名学生担任这两家药房的经理兼医生。药品从上海购买后,经汕头运到峰市和上

① 中共中央办公厅机要交通局.党内交通史料选编(第1辑)[M].内部资料,1981:34。

杭药房，然后设法转运到中央苏区。为了保证医药物资最大限度地供给中央苏区，这些药房故意将药品的价格抬高许多，让其他购买者望而却步。曹国煌后来被地主告密，遭国民党反动派杀害，药材采购被迫停止。

1933 年，中华苏维埃共和国成立中央对外贸易总局，在江西赣县江口、会昌乱石（今于都靖石）、吉安值夏和福建汀州分别设立对外贸易分局，实行灵活机动的贸易政策。在出口粮食、茶油、生猪、钨砂等特产的同时，从白区采购食盐、布匹、中西药和医疗器械等大量紧缺物资。各分局的采办任务主要是按总局的计划进行，总局开出购货单，由联络哨传递到各分局，各分局依计划采办。1934 年初，中央苏区成立了中华商业公司，积极开展购运西药等工作，“半个月采办一次，达 10 余万元之多”。1934 年 7 月，第五次反“围剿”战争后期，红军伤员不断增加，药材供应日渐紧迫。苏维埃中央政府要求把 10 万元的西药采购任务分派到各贸易分局，要求在两个月内完成，其中江口分局要完成 6 万元的采购指标，任务十分艰巨。江口分局的物资主要靠船运输，运输员主要由渔民担任。为了保证物资的运输安全，船民们把西药装在密封的铁皮箱里，系上麻绳放在船底下拖运，船头还放几只鸬鹚，伪装成渔夫，混过敌军的检查。经过 40 多天的努力，江口分局采购到 8 万元的药品，提前 20 天超额完成任务，解决了红军和苏区的燃眉之急。

苏维埃中央政府还在江西赣州、吉安和福建永定等邻近中央苏区的城市，设立食盐、西药等物资的采购商铺，但要把所采购的物资从城内运到城外可谓困难重重。为了避免被敌人发现，运送人员有的用夹层箩筐，下面装盐和西药，上面盖灰土，假装挑灰土到城外；有的用夹层粪桶，底层暗装药品，上层装粪便，假装到城外倒粪；有的将药品装在糕点盒子里，乔装成出城走亲戚；有的将药包贴身捆扎身上，佯装轻装出城。这些方法，一开始有效，但时间一长，陆续被敌人识破，采办运送人员大多数被捕遇害。后来，采办运送人员就改用他法，如先在赣州城内靠贡江的城墙边租下一家店面，开办“永源生染坊”，采办人员将买好的西药、食盐等物资用布包装成布料送到“永源生染坊”加染，晚上约定具体时间将“布包”搬上城墙推下江边，事先安排在江边的接应人员接到“布包”后立即装船运走。通过这一办法，赣州城内的医药等物资得以不断地运往中央苏区。

苏维埃中央政府甚至采取减税、预先付款等办法，吸引国民党统治区的商人到苏区进行药材贸易。闽西蛟洋红军医院就采用预付药款、委托药店（永生堂、来苏堂）采购的办法购买药品。最初，闽西特委预付药店老板 200 块银元，药店老板便派人前往广东、江西及本省各地去采购药品。在双方建立良好信誉之后，医院采取每月预先支付药费的办法，将订金增至 500 块银元，既帮助药商解决资金困难，又增加了药材采购量。

中央苏区通过秘密采办、赤白贸易等方式筹措药品，适应了当时战争环境的需要，在一定程度上缓解了敌人经济封锁造成的用药困难。在这一过程中，苏区政府日益重视根据地经济建设，大力发展生产和对外贸易，为反“围剿”战争提供了重要的物质保障。

## 三、选用中草药

药品极度匮乏所带来的威胁凸显了中医药在中央苏区卫生工作中的重要地位。1933 年 9 月，中革军委总卫生部和中央内务部卫生管理局要求各医院必须组织采药队。“目前应广泛组织采药队，在本月内即须成立，除总医院原有草药科外，其他医务机关也必须组织采药队。因天气渐冷，以后挖草药不便，务必在12月以前完成，这是采之宜时的科学道理。采药时须组织群众中有经验的药农，部队药学和卫生人员也必须参加。凡对草药认识不足者，必须虚心向群众学习认药知识和采药技术。”“采药时还应参考《本草纲目》《生物学》和《植物学》等有关书籍，进行漫山遍野地寻找、采集、核对……还要经过自己尝试，得出经验后才用之于临床。”[①]红三军团卫生部长饶正锡随身携带着《中草药手册》，当西药供应不上时，就按照手册上山采药，并参照书上的方剂来治病。总卫生部部长贺诚在《红色卫生》第3期上发文，批评一些医生存在“西药万能”“中药完全无用”的错误观点，强调自己卫生材料厂所生产的数十种药品“屡经试验，效力丝毫不差”，呼吁红色医生要广泛用中药代替西药。

毛泽东等中央苏区领导人也大力支持和保护中医药的发展，使中医药事业焕发出蓬勃生机。中央苏区建立了中医管理机构，加强对中医师、中医医疗机构和中药材筹措等方面的管理。首先是建立中医医疗机构。红军医院中普遍开设中医部，不仅有中医生，还设有中药房。福建上杭大洋坝红军医院，就设有中医部，专门给伤病员提供医疗服务。1929年9月，上杭县才溪乡苏维埃政府还专门设立才溪后方中医医院，王赠接担任院长。1930年7月，闽西苏维埃政府发出通告，要求“各级尽量搜罗，并招请各地专门医治枪伤的中医生数人送本政府介绍到医院服务”，鼓励各医院坚持用中西

① 金进. 中国人民解放军药材工作史[M]. 内部资料，1997:29。

两法治疗，尽量用中药代替西药，以弥补西药供应之不足。吉安红色医院的600多名伤病员、闽西黄腊坑第二分院的300多名伤病员，全部由中医师用中草药治疗。在治病疗伤过程中，医护人员用黄连水、金银花水冲洗伤口，用猪油膏代替凡士林，用烧酒代替酒精，用鸦片代替止痛药和麻醉药，用硼砂水消毒，用自制的三黄散消炎止血等。

中央苏区时期，红军医院大力鼓励中草药人员贡献民间偏方、验方，并将其视若灵丹妙药，要求他们写明药方名称、治疗病症、制作方法等交到医院，以便公开登载、推广使用。如福建才溪名中医王赠接也曾用新鲜黄牛粪取子弹、治枪伤。他先把牛粪敷在枪伤口2天，把子弹吸出来，然后再将捣烂的猪油渣和南瓜囊敷在伤口处，伤口便慢慢愈合。

江西自古有天然药物宝库之称，区域内的罗霄山脉、武夷山脉、南岭山脉和雩山山脉等，具有独特的地理环境和优越的气候条件，蕴育出种类繁多的药用资源。井冈山就素有“药材仓库”之美称，赣南地区也是“天然的药材宝库”。信丰油山流传着这样一首歌谣：“油山七十二个（山）窝，窝窝都有宝，一（山）窝没有宝，不出黄连就出甘草。”丰富的药材资源带动了中草药材采集、交易、加工乃至治疗的发展。

“药不到樟树不齐，药不过樟树不灵。”江西樟树是我国“四大药都”之一，也是我国历史上最大的药材集散地，距今已有1800多年的历史。邻近的阁皂山是一个天然药场，绵延200余里，盛产各种药材，其中动、植物药材和矿物药材达百余种。早在东汉建安时期，道家葛仙翁等就在此采药炼丹治病、传授炮制之法。唐宋时期，樟树药业日益发达，采药卖药者日增，药铺、药材行逐步兴起，并向外省扩张。明朝初年,樟树建起了药王庙,每逢农历4月28日唐代名医孙思邈生日,药王庙侧就会设立交易场所,吸引全国各路药商云集于此进行贸易。明末清初,樟树中药铺发展到了200多家,同时外省药商也来此设立药行。

发达的樟树"药都"带动了上杭、寻乌等地中药材交易的发展。据《上杭县志》记载,明万历年间(1573~1619年),江西樟树的药商、药师来到上杭县行医售药,摆摊设点,开设药铺。到清末民初,上杭城乡私人中药堂、店铺发展到200余家,其中樟树籍药商开设的店铺占到80%,上杭成为闽西中药业的中心。城内中药材批发业务较大的堂店有春生堂、余生堂、元生堂、利生堂等。1930年5月,毛泽东在寻乌开展社会调查时了解到,小小的寻乌县城就有百和堂、杨庆仁、新德生、田仁和、王普泰、黄裕兴、福春堂等7家药店,除百和堂为本地人所开设外,其他6家均为樟树人开设。各县药材店铺的兴办,为中央苏区医药筹措提供了极大便利。苏维埃政府支持和保护药材店铺,甚至动员和鼓励赞同革命的店铺传承技术,传带徒弟,组织药业合作社,推动了中央苏区医药事业的发展。

## 四、办厂生产

事实上,无论是在战场上缴获、从白区购买还是当地采集,中央苏区的药品和医疗器械都远远不能满足军民的需要,无法彻底改变中央苏区缺医少药的状况,苏区不得不自力更生,开启自行研发的新路子。

### (一)红军卫生材料厂

第三次反"围剿"战争胜利后,为了解决药品奇缺问题,中革军委总军医处决定创办一所制药厂，并命名为“中国工农红军卫生材料厂”，厂址设在胜利县平安区琵琶垅（现于都县银坑境内的平安寨），由从苏联留学回国的唐义贞兼任厂长。1932 年初，唐义贞带着刚出生不久的孩子到琵琶垅走马上任。材料厂创办之初，规模小，工作人员少，只是简单配制一些合剂，如用大黄、樟脑、薄荷、酒精等配制救急水，用鸦片、樟脑等配制复方樟脑酊。为了充实技术人员，唐义贞不仅从地方征招或从俘虏中留用懂制药技术的人员，还亲自动员、雇请药工师傅到材料厂工作。

起初，卫生材料厂主要加工生产医疗急需的消毒纱布、棉球和棉签等，生产原料由苏区供应。随着需求量的增大，原料供不应求，唐义贞便发动职工把已经用过的旧纱布、棉球、棉签收集起来，洗干净后再消毒加工，供医院使用。材料厂利用招募来的药工技术人员，因陋就简，大量加工膏、丹、丸、散类的中草药品，如安福消肿膏、龙胆丸、八卦丹、柴胡丸、五岭丸、几沙苏丸、黄连酊、硫规丸、赤痢丸等。这些丸剂因携带、服用方便，治病效果又好，深受苏区军民的欢迎。

1933 年，卫生材料厂搬迁到瑞金城郊叶坪新院村，生产条件大为改善，并逐步发展有酒精、敷料、药品、水剂、器材等 5 个车间，工厂的各项规章制度也随之建立起来。制药车间是把中草药材加工成丸散膏丹等，便于战时供应、携带和服用；敷料车间以生产纱布、脱脂棉、急救包等为主；酒精车间则用蒸馏烧酒的办法生产酒精；水剂车间生产急救水、龙胆酊、碘酒等；器材车间主要生产打丸机、压片机、蒸汽消毒机以及手术刀、镊子、钳子等医疗器械。卫生材料厂是中央苏区规模最大的药品生产加工企业，还设立了多个分厂。

1934 年 5 月 1 日，为了确保药品质量，卫生材料厂报经中央国

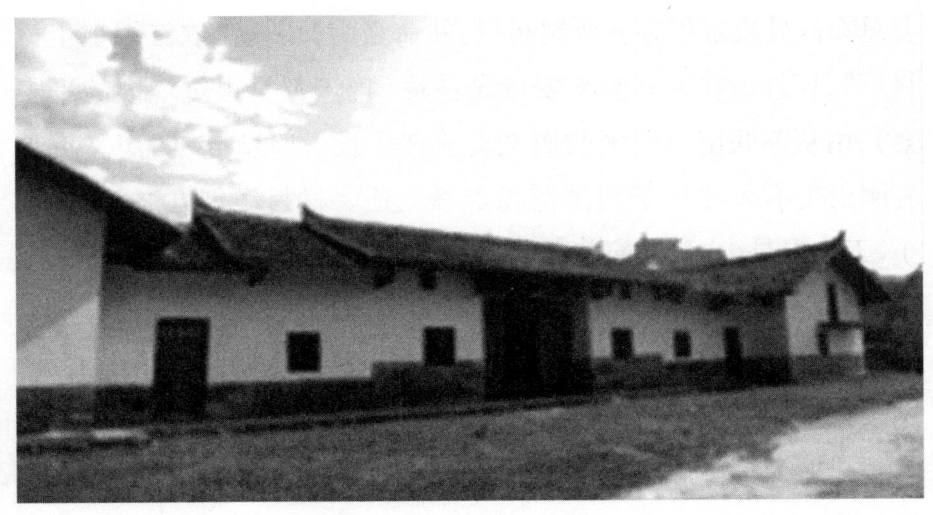

图 7－2：红军卫生材料厂旧址（瑞金叶坪新院）

民经济部、中革军委总卫生部药材局批准，成立药品材料检验委员会，主要负责对该厂药品材料研制、生产、使用的检验与监督。委员会在厂党委的直接领导下开展工作，每月底定期向厂党委汇报。唐义贞兼任主任，设委员 5 人。厂内设置了专门实验室，对制药车间负责中药配伍的技术员送来的成品及配伍比例表进行核验，把每批生产的药品及相关数据登记造册，做到有表可查。经实验室监督、检测的药品生产出来后直接供医院使用，伤病员服用即为该药的试用过程，“关于中药要耐心试用，因为中药的用量过少，绝少发生效力，试验的结果，请通知红色卫生编辑股以便登载，使各卫生机关采用，或请卫生材料厂配制分发。”[①]即一批药品的疗效如何，需要临床观察、医院反馈、药厂改进，并及时通过登报的形式让医务人员知晓。

---

① 赣南医学院苏区卫生研究中心. 中央苏区卫生工作史料汇编[M]. 北京：解放军出版社，2012：279。

卫生材料厂的创办和发展，打破了敌人的封锁，基本解决了中央苏区药品和医疗器械需求。1933 年 6 月和 9 月出版的《红色卫生》第 2 期与第 3 期分别报道：红色医院消耗最多之棉花、纱布、凡士林三种，我们卫生材料厂已能制造，该项材料，已不感觉困难，而且“材料厂出品的麻黄丸之解热，复方柴胡丸之治疟疾，王岑丸之解热利尿等数十种药，皆属屡经试验，效力丝毫不差”①。

中央红军长征出发时，卫生材料厂迁往会昌于都交界的白鹅梓坑，后被迫解散。

### （二）福建军区制药厂

中央苏区另一家规模较大的制药厂，是 1932 年福建军区在上杭白砂洋子里（今中洋村）创办的上杭制药厂。上杭自古以来中药行业技术人才辈出，有鉴别药材真伪能手、饮片切制加工能手、中药刨片能手、打包装篓能手、洒水成丸能手等。其中洒水成丸能手王财宝所制作的“惊风丸”，细如油菜籽，大小均匀，粒粒油光，恰到好处，为丸类加工难度之最，成为远近闻名的一大绝活。② 这是创办上杭制药厂的前提条件。

制药厂创办初期，既无厂房，又无设备，仅有一些镐头、斧子、筛子、药碾等简单工具，职工也是挤住在老乡家里。制药厂设有厂长、指导员、司务长和文书等管理人员。厂长是王俊恒，精通药品制造；指导员兼司务长是刘满喜，负责政治、行政工作；文书是林金亮，负责日常事务；朱剑鸣、陈文明（从国民党军队中俘虏过来的药师）分别负责药品管理和制药。王俊恒、陈文明是厂里仅有的 2 名懂业务

① 贺诚. 应急切转变诊疗工作[Z]. 红色卫生，1933(3)。

② 黄思俊，李润泉. 上杭中药业之起源和发展[J]. 上杭文史资料，1987(1)：15－16。

的专家，制什么药，需要采什么药，怎样制造，主要由他俩负责。厂里有时也聘请当地制药师傅来指导，攻克技术难题。全厂员工40余人，都是当地参军的青年农民，既是红军战士，又是普通工人。

全厂员工分为采药班、加工班和制药班。采药班按制药需要到深山密林或崖头岸边采集各种中草药；加工班将鲜药材晾晒、切碎，借用老乡家的大锅炒干，加工成细品；制药班在药剂人员指导下将细品碾压后用筛子筛成粉末，经多次碾压、筛选，最后按配方把粉末制成各种药丸成品。药厂主要产品有清凉油、仁丹、八卦丹、济众水、止痛片、麻黄素、鸦片酊等八九种，产品分装成小包后送往前线和各红军医院。

1934年8、9月间，制药厂搬迁到长汀河田。红军长征后，该厂转移到四都的渔溪村，继续生产红军急需药品，该厂生产的仁丹疗效非常好，深受军民欢迎。唐义贞来到四都后，还担任了该厂厂长，领导药厂的生产与开发。后来，在国民党军队的“清剿”下，该厂被迫解散，技术人员编入四都红军医院随军行动。

此外，中央苏区时期一些较大规模的红军医院也开办了小型制药厂，如上杭大洋坝红军医院制药厂、才溪红光制药厂等，这些制药厂聘请懂技术的药师进行中草药加工生产，供医院自己使用，实为简单加工中药材的小作坊。

中央苏区还开办有樟脑油厂。闽赣地区盛产樟树，樟树脂提炼的樟脑油除能防虫驱蚊外，还具有愈合伤口、除臭等功效。中央苏区生产的樟脑油不仅供自用，还是与白区进行贸易、换取物资的重要商品。

1934年3月13日，中革军委副主席周恩来充分肯定了中央苏区医技人员自行研制生产药品器械方面所取得的成绩，“在战争供给方面也大大增加和改善了。……如卫生方面,我们能够自己制造药品器材,有些自制药品比西药的效力要好些。同时我们的药能及时地赶上部队的需要,如在今年我们每个红军战士都能够种上牛痘。这一切都证明在供给方面,我们获得了成绩,打碎了一切对于苏区物质资材的悲观主义!"[①]由此可见,自力更生创办制药厂,从根本上打破了敌人的封锁,缓解了苏区药品筹措的困难。

① 复旦大学历史系中国现代史教研组. 中央红军五次反"围剿"资料选编[M]. 上海:复旦学报出版社,1979:295。

红医故事链接：

## 陈客嬷冒死给红军送药

陈客嬷(1885—1937)，福建龙岩人，出生于龙岩东肖镇隘头村的贫苦家庭，30 岁丧夫，独自艰难度日。1928 年红色政权建立后，陈客嬷分得田地，她从心坎里感谢共产党，送独子陈玉清参加红军，不幸的是，1931 年儿子被杀害。

陈客嬷擦干眼泪，决心跟着共产党走。红军长征后，她冒着生命危险，千方百计为游击队送粮、盐、药品和日用品。为了运送物资，陈客嬷用特制双层粪桶(上盛干粪，下藏米盐药品)的巧妙办法，瞒过哨兵，接济游击队。

为游击队送情报、粮食、照料伤员……陈客嬷被游击队的同志们亲切地称为革命的“老妈妈”。

1936 年 9 月的一天下午，游击队领导人在她家开会，陈客嬷照例在家门口补衣放哨。国民党兵突然进村，陈客嬷立即用暗号提醒屋里开会的同志离开，自己却被抓住。在牢中，陈客嬷遭遇了严刑拷打，但她始终没有说出游击队的行踪。最后，陈客嬷被国民党兵带到东肖镇白土圩后埔邦排空地上，一阵枪响之后，陈客嬷倒了下去。

幸运的是，子弹只是穿过陈客嬷的下巴，她活了下来。养好伤后，她又在村里活动开了，继续为游击队运送药品和食盐。日子一天天过去，陈客嬷活着的消息也终于被敌人知道了。

1937 年 1 月，陈客嬷再次被捕，任凭敌人审讯拷打，她始终闭口不言，敌人威胁道：“上次用枪没有打死你，这次要用火活活烧死你，看你的命有多硬?”面对敌人的威胁，陈客嬷从容地说:“我已经死过一次，为革命再死一次又怕什么!”1937 年 1 月 25 日，在东肖圩场附近，陈客嬷被活活烧死，时年 52 岁。1954 年陈客嬷被追认为烈士，1958 年由中共东肖公社委员会、东肖人民公社委员会立碑，并在陈客嬷故居门楣上书写“赤胆忠心”四个大红字。

# 第八章　传承和弘扬红医精神

在中国共产党领导下，中央苏区通过创建卫生管理体制、设立医疗救治机构、培养医务人才、发展卫生运动、开展战场救护等实践活动，保障了红军部队的有生力量和苏区军民的生命健康，彰显了广大医务工作者艰苦奋斗、救死扶伤的丰功伟绩。伟大的医疗卫生实践，孕育了伟大的红医精神。红医精神是井冈山精神、苏区精神在医疗卫生行业中的具体体现，是中国共产党革命精神的有机组成部分。传承和弘扬红医精神，是传承红色基因、牢记初心使命的需要，是传承中国共产党的先进文化，弘扬社会主义核心价值观的需要。

## 一、红色卫生文化

“红医”是指“红色医生”或“红色医疗”。最早提出“红色医生”概念的是毛泽东。1931 年冬，中革军委创办红军军医学校，毛泽东为学校作出了要“培养政治坚定、技术优良的红色医生”的重要指示。1932 年初，红军军医学校举行开学典礼，中革军委主席朱德到会祝贺并作了题为《怎样做一个红色医生》的讲话，也明确提出了“红色医生”的概念。他在讲话中要求每一个“红色医生应该具有坚定的政治立场，对人民、对伤病员要满怀阶级感情，要有艰苦奋斗、舍己为人的工作精神，同时还必须具备科学知识和精湛的医疗技术”。除了“红色医生”之外，中央苏区时期的报刊媒体还有“红色军医”“红色医疗专家”“红色医务工作者”等提法。

作为一种文化，红色卫生文化具有广义和狭义之分。广义的红色卫生文化是指中国共产党在创建人民医疗卫生事业的过程中，所形成的物质文化、制度文化和精神文化的总和。它包括在革命战争时期形成的并经过后来整理、开发的一系列的红色卫生遗址、红色卫生文物和文献、红色卫生历史纪念馆所、红色卫生研究出版物等物质文化，也包括革命战争年代党和军队制定的一系列关于红色医疗卫生的方针政策、法律法规等制度文化，还包括凝结在其中的红色卫生精神——红医精神。

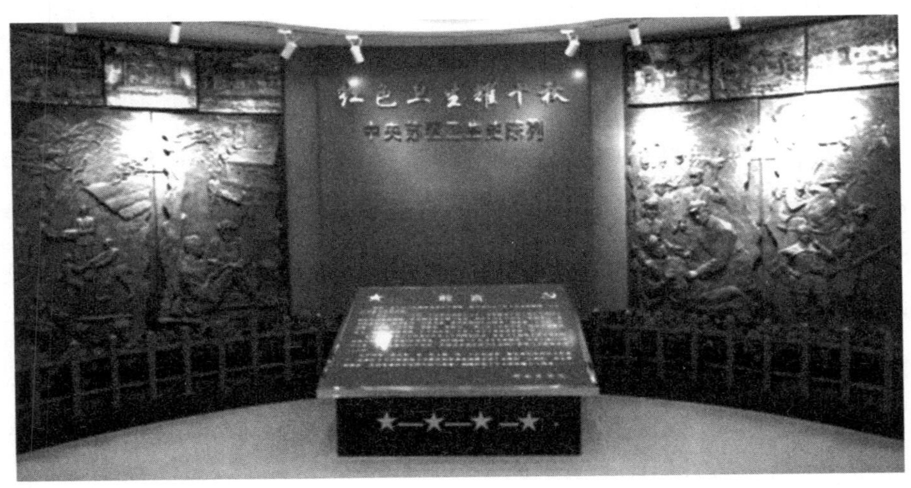

图 8－1:赣南医学院红色卫生史博物馆

狭义的红色卫生文化，属于意识形态范畴，是中国共产党领导人民群众在新民主主义革命过程中形成的，以马克思主义及其中国化的理论成果为指导，以红医精神为核心和灵魂，以培养政治坚定、技术优良的医疗卫生队伍为目标,以服务广大军民健康为宗旨,兼收并蓄古今中外优秀医疗卫生文化而形成的精神文明的总和。红色卫生的精神文化是最高层次的卫生文化。

## 二、红医精神的内涵

红医精神是在土地革命战争时期形成的中国共产党领导的先进文化。红医精神在其形成和发展过程中,既继承了井冈山精神的特质,又伴随着苏区精神共同成长。它不仅具有中国革命精神特别是井冈山精神、苏区精神的共性内涵,而且具有独特的思想内涵和行业特质,具体概括为:政治坚定、技术优良,无私奉献、救死扶伤,艰苦奋斗、勇于开创。它集中体现了中国共产党的政治理想追求、卫生为民的目标宗旨以及优良的作风和传统,集中体现了中国共产党的初心和使命。

### 1. 政治坚定

政治坚定就是要坚持正确的政治立场和政治方向,坚持中国共产党的领导,牢固树立共产主义远大理想信念。从整体形势上看,中央苏区处于国民党反动派的重重包围和封锁之下,物质生活条件极端艰苦。中央苏区医疗卫生事业就是在这样极端恶劣的环境下发展起来的,医疗卫生工作的主力军——医务人员来源广、成分杂,除自己培养的红色医生外,还有从社会上吸收的民间医生,或被俘后动员参加红军的国民党军医。

但是,纵观整个中央苏区时期,不管是被俘过来的军医还是起义部队投诚的军医,除极少数临阵脱逃或因工作不负责被开除军籍者外,绝大部分经党和红军的教育后,都树立了马克思主义信仰,坚定了共产主义信念,坚决留在苏区、服务苏区,并成为苏区医疗卫生队伍的骨干力量，如戴济民、李治、姜齐贤、饶正锡、姬鹏飞等，新中国成立后，他们都成为了开国将军或在医疗卫生工作岗位上担任重要职务，为中国革命、建设和人民军队的医疗卫生事业作出了重要贡献。傅连暲出生于福建汀州的一个贫苦家庭，自幼受父亲的影响成为基督教徒，并在亚盛顿医馆学习西医。“五卅”反帝运动爆发后，傅连暲被推举为福音医院院长，开始接触进步思想，从同情革命转为要求直接参加革命。他不顾个人安危，热情救治红军伤病员，把自己的药品、医疗器械全部捐献给中央红色医院，被誉为“苏区第一个模范”。正如他自己后来对记者的谈话中所说：“从前我由行医每月可获大洋 200 元，此外还有教会医院所领的薪金。我和我的家庭得以饱食无虑。后来因为对革命的信仰，我把自己的医院和家产全部献给了革命，其后又把我的老母妻室和 4 个儿女留在江西而我自己随着红军参加了长征。”尽管在长征路上多次陷入险境，“但是我的信仰毫未动摇。”[①]在中央苏区工作时，傅连暲曾遭受诬陷，被打成“反革命”“AB 团”分子，政治上受到打击迫害，但都没有动摇他的革命意志。正是有了执着的政治信仰，傅连暲由一名虔诚的基督教徒转变成革命意志坚定的红色医生。

中央苏区时期，医疗卫生人员坚定的政治立场和政治信仰，一方面源于自身的科学认知，更重要的原因是党和苏维埃政府对思想政治工作的高度重视。毛泽东、朱德等领导人特别重视医务人员的政治素养，提出医务工作者一刻也不能脱离政治，要“坚定正确的政治方向”“医生一定要政治好”“应当加强医务人员的马列主义的政治学习”。红军军医学校创建时，学校就制定了“政治坚定、技术优良”的办学方针。政治要求成为后来中央苏区各类医务学校和

① 傅连暲. 一九三七年对记者的谈话，见赣南医学院苏区卫生研究中心. 中央苏区卫生工作回忆史料[M]. 北京：解放军出版社，2014：80。

培训班招收学员的首要条件,并规定学员即使技术再好但政治不好也不能毕业。把政治素质放在首位,实质上就是把红军和苏维埃政府的医疗卫生工作与单纯治病疗伤的技术工作区分开来,赋予了其为革命战争服务、为军民健康服务的光荣使命,同国民党的医疗卫生工作有着本质的区别。

2. 技术优良

从根本上讲,治病救人是医疗卫生工作的根本目的,医务人员的技术水平高低,直接关系到病人的生命安危。缺乏精湛的技术,防病治病、救死扶伤、为军民服务就会沦为一句空话。技术优良作为一种精神追求并非是指苏区的医疗技术已经十分优良,而是指苏区时期党和军队尊重医疗技术和卫生人员不畏艰难、追求更高医疗技术的精神品质。

中央苏区初期,红军部队中医务人员十分稀少。以贺诚等为代表的人民医疗卫生事业开拓者,在党的领导下,通过开办培训班和各种医务学校来壮大红军和苏区医疗卫生队伍,提高医务人员的技术水平。参加学习培训的都是从红军部队和地方挑选出来的、具有一定文化水平、政治过硬的人员。红军军医学校的学员们以饱满的学习热情和革命乐观主义精神,克服各种困难,努力学习医疗技术。学校办学之初,条件非常简陋,既没有教室,又没有讲义,还要参加战场救护。张汝光、刘放、游胜华、韦荣、涂通今等一大批学员,在彭真、李治等教员的艰辛教导下,边打仗、边学习,凭着"头悬梁、锥刺股"的韧劲,在战斗中逐步掌握救护技术,挽救了无数红军伤病员的生命。

与此同时,中央苏区卫生管理部门还编辑出版了《健康》《红色卫生》《卫生人员讲话》等一系列卫生报刊,印刷发行了《内科学》《临症便览》《最新创伤疗法》等大量医学专业书籍,供医务人员阅览、学习、交流,不断提高医疗技术和水平。

3. 无私奉献

无私奉献是红军和广大苏区干部的优秀品质,体现了苏区医疗卫生工作一切以人民利益为重,为了革命事业敢于牺牲的精神面貌。中央苏区时期的医疗卫生工作是随着红军队伍的发展与苏维埃政权的建立而逐步成长、壮大起来的。苏区医疗卫生工作作为党领导的革命事业的重要组成部分,处处彰显出无私奉献的道德品质。

中央苏区时期,为了留住医疗卫生人才,党和苏维埃政府克服重重困难,为医学等专业人才每月发放40～80元不等的技术津贴,努力提高他们的生活待遇。而以戴济民、孙仪之、李治等为代表的医务工作者们,纷纷将这些津贴捐献给医院,或者购买营养品送给住院的伤病员,汀州福音医院院长傅连暲将医院连同家产全部捐赠给红军。何复生、陈义厚、彭真等红军高级医务干部为革命献出了自己的宝贵生命,他们堪称中央苏区医务界无私奉献的楷模。

无私奉献精神,不仅表现在广大红色医务工作者服务苏区医疗卫生事业发展和苏区军民健康,还表现为广大人民群众对苏区医疗卫生工作的无私支持和大力帮助。建设红军医院和医务学校、转运照看伤病员、组建担架队等工作,都是在苏区群众的无私帮助下完成的,他们腾祠堂、空住房、捐门板、献衣被、扎担架、站岗哨、洗衣煮饭,起早贪黑、任劳任怨,包揽了几乎一切勤务工作。广大苏区人民群众的无私奉献为苏区医疗卫生工作提供了坚强保障。

4. 救死扶伤

救死扶伤是医务人员的天职。救死扶伤首先表现为"敬佑生命""实行革命人道主义"精神。"敬佑生命",就是尊重人的生命价值,是中国传统医药文化中"医乃仁术""医者仁心"的具体体现,"救死扶伤",就是抢救生命垂危的人,照顾受伤的人。"革命人道主义"则与资产阶级抽象的人道主义有本质的区别,是与无产阶级和劳动人民的革命斗争相联系的人道主义。

医治、关心伤病兵是中国共产党领导武装斗争的优良传统。在南昌起义和秋收起义及部队转移过程中，部队医治能力十分有限，只能处理一些小伤小病，加上一些医护人员的离队，伤病兵有时只能留置在老乡家中。战斗激烈来不及转移时，甚至只能暂时安放在路边。对此，毛泽东、朱德等领导人深感忧虑。毛泽东在《中国的红色政权为什么能够存在?》一文中，把“建设较好的红军医院”提升到战略高度，作为巩固根据地的三大方法之一。1929 年 12 月《古田会议决议》中，把“优待伤病兵问题”单列出来，凸显了党和红军领导人对伤病员工作的高度重视。

在中央苏区历次反“围剿”战争中，红色医护人员在人民群众的配合下，积极开展战场救护，抢救红军伤病员。他们制订详细的救治计划:火线附近设置绷带所和野战医院，再设置兵站医院，最后经兵站医院将伤病员运送至后方医院。第五次反“围剿”战争中，由于采取了错误的战略战术，导致红军伤病员大量增加，红军医疗卫生机构收治了数以万计的伤病员。为此，1933 年 10 月 24 日，中革军委发布《关于爱护照料伤病员的通令》，要求各级政府、部队、兵站“嗣后凡遇伤病员经过有落伍掉队时须妥为照料，招待茶水、禾草、饭食”，“在有匪区域，沿途各地方武装及红军部队应酌量派队护送，保护伤病员的安全”。

为了提高治疗质量，中央苏区各医院和休养所还从制度上、物质上和精神上加强对伤病员的管理，体现了浓浓的革命人道主义情怀。1933 年 8 月，中革军委颁布《中国工农红军医院政治机关工作暂行条例》，规定要“采取政治上一切措施，保障伤病人员伤病的迅速痊愈和提高伤病人员的政治情绪。”1933 年 7 月 10 日，中革军委发布《关于出院检查与发入院出院费的训令》，强调医院首长负有督促医生严密检查的责任，医生既要加快工作速度，使伤病员早日恢复健康，增加前方战斗力，又要提高医疗质量，绝不允许把伤病未愈或刚刚痊愈还不能工作的或已成残疾的人也送到前方。同时发给伤病员相应的物质补助，除了增加伤员伙食费外，还发给一定的休养费和出院费，规定因伤住院满20天的发入院休养费，住院满2个月出院的伤病员发出院费。此外，经常组织前方战士和当地群众慰问伤病员，进行心理疏导和精神抚慰。1934年3月31日，《红色中华》就刊登了红军医院新剧团（即蓝衫团）出发到各医院慰问演出并受到热烈欢迎的报道。

毛泽东指出："军队政治工作的三大原则：第一是官兵一致，第二是军民一致，第三是瓦解敌军。这些原则要实行有效，都须从尊重士兵、尊重人民和尊重已经放下武器的敌军俘虏的人格这种根本态度出发。"①苏区医疗卫生机构除了救治红军伤病员外，还积极救治敌方伤兵，同时也给老百姓看病，想尽办法解决群众的"生疮害病"问题，发动群众开展卫生运动，保障苏区军民生命健康，全方位生动展现了苏区医疗卫生工作者救死扶伤的高尚情操。

5. 艰苦奋斗

艰苦奋斗是红医精神的基石。中国共产党领导的中国革命从一开始就荆棘遍布，每前进一步都会遇到意想不到的困难。由于国民党反动派的军事进攻和经济封锁，苏区卫生工作出现了医药器材来源无法保证、医疗技术人员极度缺乏、组织机构不健全等一系列问题，真是"伤兵医药万难"。但是困难没有压垮苏区红色医务人员，反而激发了他们自力更生、艰苦奋斗、不断开创红色医疗卫生事业的斗志。没有西药就采制中草药，学习、收集民间土方偏方，用中

① 毛泽东选集（第二卷）[M]. 北京：人民出版社，1991：512。

草药医治伤病员。没有手术器械就用木工锯、杀猪刀代替，用竹木制作镊子、软膏板、探针等。没有手术室、病房、教室，就借用祠堂、教堂、庙宇等场所。没有教材，教学人员就自编自印。没有医务人员，就自己培养军医和看护。没有药品就自己建立卫生材料厂加工中草药，研制开发药品，使中央苏区药品由最初的“不多且不好，受伤没药治”到自力更生，因陋就简，生产各种丸散膏丹、纱布、急救包、酒精，以及各种医疗器械。长征出发时能够给各部队预发3个月的药品。

6. 勇于开创

勇于开创是红医精神的法宝。面对战争环境和缺医少药的困境，红色医务人员充分发挥主观能动性，因地制宜，因时制宜，开创了中央苏区医疗卫生“第一等工作”，创立了中国共产党领导的医疗卫生事业的诸多“第一”。如第一所红军医院、第一个卫生管理机构、第一个医疗卫生管理体制、第一所红军军医学校、第一个卫生材料厂、第一张卫生报纸、第一次群众性卫生运动等。同时创建了许多切合实际的制度和方法，如依据行军、驻军、作战等不同环境和任务，所采取的行之有效的战场救护、收容治疗和预防疾病的卫生措施；依据不同战役的不同特点，逐步形成的不同的野战卫生勤务；在医学教育中，不墨守成规于传统的长学制教育，而是根据战时需要，创办短期速成的各类医务学校，并建立与之相适应的教育教学制度和方法；为加强连队卫生工作，常常抽调有文化的红军战士训练3个月，然后返回连队当卫生员，充实连队卫生力量。

苏区医务人员在做好日常繁重的医疗和教学工作的同时，还想尽一切办法，加强技术交流，勇于发明创造。李朝选回忆说：“痢疾病人很多，先用大黄，后用收饮剂。收饮剂是到野地里捡来的牛羊骨头做成的。先把牛羊骨头烧了，研成细面，用筛晒过，再用纱布过滤就制成了。”[1]彭复方、谭尚维回忆:“中央派来的黎××,是一个中医,他找到一种中草药,晒干后研成粉末,可治疟疾,称之为‘黎氏散’”。[2] 第五后方医院的杜志贤工作到哪里,研究发明就开展到哪里,先后发明了“小布丸”“茶岭膏”等方便携带的新型中药剂型。诸如此类新型药剂的研发,无不彰显出红色医务人员开拓创新的精神品质。

## 三、新时代医学生的使命与担当[3]

中央苏区时期,红色医疗的使命就是一切为了人民健康,一切为了伤病员。现如今,战争的硝烟早已褪去,人民的生活水平也得到了极大的提高,中国特色社会主义新时代社会主要矛盾已经转变为“人民日益增长的美好生活需要和不平衡不充分的发展之间的矛盾”。健康是美好生活的最基本要求,以习近平同志为核心的党中央把人民健康放在优先发展的战略地位,提出要深入推进“健康中国战略”,并指出:“人民对美好生活的向往,就是我们的奋斗目标。”[4] 这就对医学生以及医学教育、医务工作者提出了更高的要求。要适应这一变化,新时代医学生的使命不仅是救死扶伤、解除人类之病痛,更重要的是要推动民众生活方式改变、促进生命质量的提升。

2019 年 7 月,国务院印发《国务院关于实施健康中国行动的意见》,明确了三方面共 15 个专项行动。包括:从健康知识普及、合理

---

① 李朝选. 过草地的时候. 见赣南医学院苏区研究中心. 中央苏区医学教育资料汇编[M]. 北京:解放军出版社,2015:287。

② 彭复方,谭尚维. 湘赣军区、红六军团医务工作的回顾. 见赣南医学院苏区研究中心. 中央苏区卫生工作回忆史料[M]. 北京:解放军出版社,2014:169。

③ 该部分源自 2020 年赣南医学院党委书记李恭进给医学生上思政课的讲稿。

④ 习近平谈治国理政(第一卷)[M]. 北京:外文出版社,2014:4。

膳食、全民健身、控烟、心理健康等方面综合施策，全方位干预健康影响因素；关注妇幼、中小学生、劳动者、老年人等重点人群，维护全生命周期健康；针对心脑血管疾病、癌症、慢性呼吸系统疾病、糖尿病等慢性病以及传染病、地方病，加强重大疾病防控等。其特点可以概括为实现“四个转变”：即从以治病为中心向以人民健康为中心转变；从注重“治已病”向注重“治未病”转变；从依靠卫生健康系统向社会整体联动转变；从宣传倡导向全民参与、个人行动转变。所有这些，既为我国医学事业发展提供了更加广阔的舞台，同时也提出了许多新的挑战。这就要求我们医学生，要弘扬红医精神，不忘初心、牢记使命，砥砺前行。

### （一）要听党话，跟党走，做一个政治坚定的人

中华民族伟大复兴的中国梦已经成为全体中国人民包括广大青年学生的时代梦想，激励并鼓舞着广大青年学生奋勇向前。为中国人民谋幸福，为中华民族谋复兴，带领中国人民全面建成小康社会并朝着社会主义现代化强国的目标前进，是我们党对人民郑重的承诺。伟大梦想召唤青年医学生听党话跟党走，将青春梦融入中国梦，做政治坚定的人。

一要坚持党的领导。实现中华民族伟大复兴是近代以来中华民族最伟大的梦想。1840 年鸦片战争以后，中国一步步沦为半殖民地半封建社会的过程，也是中国人民反帝反封建、追求民族伟大复兴的过程。探索中国问题出路的各种方案均以失败告终，解决帝国主义和中华民族的矛盾、封建主义和人民大众的矛盾，实现中华民族伟大复兴，呼唤新的政党来领导，呼唤新的理论来指引。在这种情势下，肩负历史使命的中国共产党应运而生。她一经成立，就把实现共产主义作为党的最高理想和最终目标，义无反顾肩负起实

现中华民族伟大复兴的历史使命。自此,中国革命的面貌焕然一新,中国人民谋求民族独立、人民解放和国家富强、人民幸福的斗争就有了主心骨,中国革命和社会主义建设一步一步走向胜利。在实现伟大梦想的奋斗历程中,坚持党的领导是实现中华民族伟大复兴的根本保证。实践反复证明党的领导是历史的必然、人民的选择、长期执政的要求。党政军民学,东西南北中,党是领导一切的。办好中国的事情,关键在党。进入新时代、踏上新征程,只有坚持和加强党的全面领导,不断增强党的创造力、凝聚力、战斗力,才能更好凝聚起同心共筑中国梦的磅礴力量,开创中华民族更加美好的未来。因此,不管在任何情况下,青年医学生都要认同党的领导、维护党的领导、服从党的领导、跟随党的领导,坚定政治信仰,坚守政治立场,提高政治站位,严守政治规矩。

二要增强“四个意识”,坚定“四个自信”。党的十八大以来,以习近平同志为核心的党中央团结带领全党和全国各族人民,开创新境界、打开新局面,把治国理政推向新水平,得到了世界各国的公认。如今,我国经济实力、科技实力、国防实力、综合国力进入世界前列,我国国际地位得到前所未有的提升,党的面貌、国家的面貌、人民的面貌、军队的面貌、中华民族的面貌发生了前所未有的变化,中华民族以崭新姿态屹立于世界的东方,中国特色社会主义进入了新时代。大量铁的事实证明了社会主义道路的正确性,社会主义制度的优越性。现在不少西方国家,都在研究马克思主义,研究中国特色社会主义道路。作为中国青年,更应该对我们的国家有着更深的爱。要以习近平新时代中国特色社会主义思想为指引,不断夯实打牢政治意识、大局意识、核心意识、看齐意识,坚定道路自信、制度自信、理论自信、文化自信,为中华民族的伟大复兴贡献我们的力量。

三要坚决做到“两个维护”。“两个维护”即:坚决维护习近平总书记党中央的核心、全党的核心地位，坚决维护党中央权威和集中统一领导。事在四方，要在中央；船重千钧，掌舵一人。党的全部历史昭示我们：在我们这样的大党、大国，必须有一个在实践中形成的坚强的中央领导集体，在这个领导集体中必须有一个核心。做到"两个维护"是党的十八大以来我们党的重大政治成果和宝贵经验，是我们党明确的政治准则、根本的政治要求。在建设中国特色社会主义现代化征途和实现中华民族伟大复兴征程中，广大青年学生要保持坚如磐石的战略定力，咬定青山不放松，任何时候任何情况下都站得稳、靠得住，坚决做到"两个维护"，在思想上高度认同，政治上坚决维护，组织上自觉服从，行动上紧紧跟随。要坚持读原著、学原文、悟原理，把做到"两个维护"建立在对马克思主义的深刻理解之上，建立在对历史规律的正确认识之上，建立在对基本国情的准确把握之上，以思想自觉增强政治自觉、行动自觉。要深入学习贯彻习近平新时代中国特色社会主义思想，深刻领悟这一思想的强大真理力量、实践力量、人格力量。

### （二）要扬正气，走正路，做一个品德高尚的人

国无德不兴，人无德不立。德乃医之本。医者手握手术刀，有德，这把手术刀可以治病救人；无德，这把手术刀则会成为残害生命的工具。因此，自古以来就倡导医者仁心，以德为先。

一要做一个珍视生命、有仁爱之心的人。仁爱，某种程度上就是敬重生命、关爱他人，对生活中的不幸者或者困难者怀有恻隐之心，而且能够伸出援助之手。对于医生来说，就是体现在救死扶伤上。《黄帝内经》就说过："天覆地载，万物悉备，莫贵于人。"世间万物，唯有生命最为珍贵，没有生命就没有一切。我国医学泰斗、著名外科专家、中国科学院院士裘法祖曾说过："做一名好医生一定要

有仁爱之心，医学要有人的温度，要温暖病人。”作为医学生应该牢固树立“以人为本”“生命至上”的思想，把敬重生命、关爱他人作为今后从业最基本的职业操守，用一颗仁爱之心温暖患者。

二要做一个尊重同道、谦虚谨慎的人。人各有所长，学术各有所短。无论是中医、西医都是同道，最终目的都是治病救人。因此，必须互相尊重，互相兼容，取长补短。中央苏区时期，正是因为采取中西医结合的治疗手段，才挽救了无数红军指战员的生命，渡过了一道道难关。现如今，不少疾病仍需要中西医共同施治，更需要中西医相互学习，共生共荣。同时，人类疾病在不断发生变化，诊疗疾病的新知识和新技术也层出不穷，这就需要我们每一个医学生和医务工作者谦虚学习、谨慎诊治，切忌盲目蛮干、草菅人命。

三要做一个遵纪守法、廉洁自律的人。遵纪守法是我们每个公民应尽的社会责任和道德义务，其基本要求是：提高法律意识，增强法治观念，做到知法、懂法、守法、护法；严格遵守各项法律和纪律，不做任何违法违纪的事，将法律条文内化为行动自觉。青年医学生要在强调个性发展的同时，用基本的社会道德和纪律约束自己的言行，做一个遵纪守法的人。廉洁自律既是道德范畴，更是行医从政的基本底线。青年医学生要加强自身的修养，戒贪、戒奢、戒惰、戒散，严于律己、廉洁奉公，做老实人，行本分事。

四要做一个道德高尚、有奉献精神的人。无私奉献是红医精神的灵魂。当医生就意味着奉献。当今社会的医生虽然不一定要奉献生命，但穿上白大褂，就意味着选择了没有朝九晚五，不分节假日，不分休息日的职业生涯。只有做好舍弃的准备，才可能做个好医生。白求恩是无私奉献的典范。他1938年来到中国参加抗日战争，在中国工作的一年半时间里呕心沥血。毛泽东高度赞扬了他的国际主义精神、毫不利己专门利人的精神和对技术精益求精的精神,称其为是“一个高尚的人,一个纯粹的人,一个有道德的人,一个脱离了低级趣味的人,一个有益于人民的人”。[①] 2020 年初,面对来势汹汹的新冠肺炎疫情,广大医务工作者牢记党和人民的重托,“白衣执甲,逆行出征”,义无反顾冲在疫情防控第一线,为保护人民的生命安全和身体健康作出了巨大贡献,彰显了医务工作者无私奉献的崇高精神,新时代更需要大力弘扬这种精神。

### (三)要勤读书,练本领,做一个技艺精湛的人

明代陈继儒在《小窗幽记》里说道:是技皆可成名天下,惟无技之人最苦。医学是一门技术含量极高的学科。患者期盼医生医术高明、技术精湛,希望药到病除、早日康复。因此,有精湛医学技术的人是令人敬重的。

人在不同的时期有着不同的使命,青年时期是学习的黄金时期。如果说农耕时代,读几年书能够用一辈子,工业经济时代读十几年书可以用一辈子,那么知识经济时代要学习一辈子才能跟上时代的步伐。医学发展日新月异,医学知识的更新周期大概是 3 ~ 5 年。因此,我们要不断地去适应社会的快速发展和变化,应该把学习作为一种责任,作为一种追求,作为一种使命,作为一种生活方式,以时不我待的责任感和只争朝夕的紧迫感,不断地学习、不断地充电、不断地进步,为成长成才奠定基础。

作为医学生,如果只是学到一些理论,是无法胜任救死扶伤这一崇高使命的,要有真功夫才行。真功夫怎么来?靠学习、靠磨炼。成功学有个“一万小时定律”:“人们眼中的天才之所以卓越非凡,并非天资超人一等,而是付出了持续不断的努力。一万小时的锤炼

① 毛泽东选集(第二卷)[M]. 北京:人民出版社,1991:660。

是任何人从平凡变成世界级大师的必要条件。”

### (四)要不唯书,敢质疑,做一个守正创新的人

守正即恪守正道,把握事物本质,遵循客观规律。创新是民族之魂,是一个国家、一个民族兴旺发达的不竭动力。两者是辩证统一的。只有守正,坚持经实践检验行之有效的理论方法,才能更好地创新;也只有持续不断地创新,才能不走邪路,不走旧路,实现真正的守正。当然,创新是一件艰苦的事情,必须不唯书、不唯上、要唯实,敢于质疑,善于挑战困难,百折不挠,勇于开拓。

一要走进实验室,走近病床,在解决现实问题中寻找突破口。中央苏区时期没有条件开展医学实验,但是红医战士们在战火中不断实践,在干中学,在学中干,就地取材解决现实问题,创造了许多治病救人新方法。如红军行军作战,双腿“打绑带”,既能有效防荆棘刺伤、杂草割伤以及蛇虫咬伤,又能有效阻隔血液过度涌入小腿,缓解小腿肌肉酸痛、疲劳。紧急情况下,绑带还可以包扎伤口,负伤骨折时还可以用绑带来固定骨骼。在困难面前,只要勤于思考,敢于实践,总能找到解决问题的方法。

二要博采众长,善于跨界融合。中央苏区时期,由于国民党的封锁,苏区西药极其匮乏,如果只会按西医方法治疗,面对众多伤病员,只能是束手无策。所以,毛泽东一直强调要用中西两法治疗。苏区四大名医之一戴济民学的是西医,在中央苏区为了救治红军伤病员,从头开始学习中医药知识,虚心向民间郎中请教,搜集偏方验方,还经常带领医务人员上山采集中草药,被尊称为“红色华佗”。

随着时代的发展,社会的进步,尤其是互联网技术的广泛运用,为改革创新提供了更为广阔的舞台,不同行业、不同学科间的跨界融合成为普遍现象。人工智能、大数据、5G 等技术与医疗行业的深

度融合，又为健康事业插上了智能翅膀，医学领域正处突破传统局限迅猛发展中。国家倡导新医科，鼓励医工结合、医理结合，医学与生命科学、光学、电子、材料科学融合发展，青年医学生要成为能够运用学科交叉知识解决未来医学问题的创新人才。

三要敢辟蹊径，大胆尝试，走前人没有走过的路。千百年来，临床上任何一项新的技术、新的装备、新的药品的应用都是医学科技发展的结果。从最早的听诊器、手术刀、显微镜到今天的精准医疗、人工智能，医学已经走过了一个艰难的创新发展历程。但是，人类生命健康依然面临巨大挑战，重大疾病、传染病和慢性病的发生与发展仍然还严重威胁着人们的健康。这就需要我们青年一代大胆尝试，不断探索，走前人没有走过的路，勇于扛起医学科技创新的大旗，尤其要在基因组学技术、蛋白组学研究，在干细胞与再生医学、疫苗和抗体、生物治疗及个性化诊疗技术、医疗器械与药物创新、大数据和智能医学等前沿领域敢辟蹊径，为人类健康创造新的业绩。

习近平总书记指出，青年兴则国家兴，青年强则国家强。青年一代有理想、有本领、有担当，国家就有前途，民族就有希望。广大青年要坚定理想信念，志存高远，脚踏实地，勇做时代的弄潮儿，在实现中国梦的生动实践中放飞青春梦想，在为人民利益的不懈奋斗中书写人生华章。

战争的硝烟早已散去，凝铸的精神历久弥坚。艰难困苦，玉汝于成。革命先辈们用鲜血和生命铸就的红医精神，生生不息，薪火相传！面对新的历史使命，我们要始终高举中国特色社会主义伟大旗帜，进一步弘扬“政治坚定、技术优良，无私奉献、救死扶伤，艰苦奋斗、勇于开创”的红医精神，不忘初心，砥砺前行，走好新时代的长征路，为实现“两个一百年”奋斗目标和中华民族伟大复兴的中国梦不懈奋斗！

红医故事链接：

## 曾大爷捐献寿材搭浮桥

中央苏区时期，赣南于都县城东门外居住着一位曾姓老大爷，他长年体弱多病。进入于都后，红军免费为当地百姓群众看病，曾大爷多次前往诊治，未收取他一分钱。他见人就说红军好，自己的身子骨也日见硬朗起来。随着革命的深入和苏维埃政权的建立，曾大爷一家还分到了田地，更让他高兴不已。为巩固新生的红色政权，红军部队不断“扩红”，他毫不犹豫地把两个儿子都送去参加了红军，两个儿媳在家耕田种地，农闲时打草鞋、做布鞋，支前慰问红军。有一天，曾大爷高烧卧床不起，儿媳想到只有去找红军医生了。经红军医生的精心治疗后，曾大爷转危为安，很快恢复了健康。

冬去春来，红军的仗越打越艰难，曾大爷的两个儿子也不幸在反“围剿”战争中牺牲了，老人家把悲痛埋在心里，拉扯着一家大小艰难度日。

1934年10月中旬，于都县城突然来了许多红军，原来是第五次反“围剿”失败，中央红军大部队就要转移了。要顺利转移就必须在贡江上搭建几座浮桥渡河，需要大量的木板。曾大爷听到消息后，拆下家里所有的门板扛到江边，又将自己睡觉的床板贡献了出来。送出了床板，老人夜里只能在地上垫上稻草、铺张席子，和衣而睡。十月的赣南大地，秋意正浓，寒气逼人，老人家睡在地上，可心里却是暖暖的。

为了防止敌机侦察和轰炸，红军部队是白天隐蔽、傍晚渡江行军，所以浮桥须在傍晚前搭建好、次日一大早拆除，每天要补充缺失的木板。当听到红军仍然需要木板时，曾大爷坐不住了，他在家里左看右看，左翻右翻，看到了阁楼上的寿材（棺木）。他对两个儿媳说："不如将给我准备的那副棺木拆了，给红军送去。"两个儿媳听了急得直掉眼泪，她俩说："我们家能捐的都捐了，这寿材无论如何都不能捐！您年纪这么大了，身体又不好，将来您有个三长两短，该怎么办呀？"曾大爷却说："我两个儿子都愿意捐给革命，还有什么舍不得的呢？我死后，你们别太为难，用草席一裹抬上山埋了就行了，红军的事才是大事呀！"曾大爷见两个儿媳不说话了，挥起斧头把棺木拆了，送到架桥工地。

视察架桥现场的中革军委副主席周恩来听到曾大爷捐献寿材搭浮桥一事后，不禁感慨地说："于都老表真好，苏区人民真亲！"

红医故事链接：

## 新时代红医吴孟超

吴孟超，1922 年 8 月 31 日出生于福建省闽清县，著名肝胆外科专家，中国科学院院士，中国肝脏外科的开拓者和主要创始人之一，创造了中国肝脏外科的无数个“第一”，被誉为“中国肝胆外科之父”。1996 年被中央军委授予“模范医学专家”荣誉称号，荣获 2005 年度国家最高科学技术奖。2011 年 5 月，中国将 17606 号小行星命名为“吴孟超星”。作为我国肝脏外科医学的奠基人，吴孟超同时也是一位肝脏外科研究中的世界巨人。他说：“只要我的身体允许，我就会工作，直到做不动的那一天！”96 岁高龄的吴孟超，拯救了超过 1.5 万位患者的生命。

吴孟超有着高尚医德和爱党爱国爱民情怀。“医者仁心，他是一个伟大的医者，不仅凭医术，更凭仁爱感动世人”（感动中国推选委员胡占凡语）。他还是一位追随党、热爱党、践行入党誓言的红色医生，他身上呈现的正是新时代的红医精神。

5 岁那年，吴孟超跟着妈妈去马来西亚投奔父亲。很快，小孟超就帮着家里舂米、割橡胶了。1937 年抗日战争全面爆发，吴孟超深受抗日救国思想影响。初中毕业时，身为班长的他和同学们商量，把毕业聚餐费捐给国内浴血奋战的抗日将士，得到一致同意。不久，他们竟然收到了朱德、毛泽东发来的感谢电。那封感谢电像烧红的烙铁一样，深深地印在了吴孟超心里，成为他一生难以忘却的红色记忆。1940 年春天，吴孟超约好同学一起登上回国的轮船。由于战争封锁，一时到不了延安，吴孟超只好在昆明继续求学读书。

1943年秋天,吴孟超考取了德国人创办的同济医学院,成为“中国外科之父”裘法祖的学生。1956年3月,他光荣加入了中国共产党。5月,如愿参军入伍。从此,不论身处什么样的环境、遇到什么样的挫折、受到什么样的委屈,他对党的信仰没有丝毫动摇,为党工作的忠心始终不变,并且始终充满奋斗的激情。回想走过的人生路,吴孟超说:“选择回国,我的理想有了深厚的土壤;选择从医,我的追求有了奋斗的平台;选择跟党走,我的人生有了崇高的信仰;选择参军,我的成长有了一所伟大的学校。”

吴孟超在自己选择的道路上执着地前行着。他说:“如果有一天我真的倒下,就让我倒在手术室里,那将是我一生最大的幸福!”“在实践中始终坚持共产党人的理想信念,忠实践行全心全意为人民服务的宗旨,为党的事业忘我工作。这才是一名合格的共产党员。”吴孟超是这么说,也是这样做的。他牢牢记得,在入医学院之初,恩师裘法祖就讲过这样一句话:医术有高有低,医德最是要紧。吴孟超以自己的实际行动,诠释了无言大爱和无私奉献精神。他常说:“只有学生超过了自己,才是一个老师的成功。”

40多年来,吴孟超先后培养出260多名硕士、博士和博士后,他们绝大多数成为我国肝胆外科的中坚力量,撑起了中国肝胆外科的半壁江山。

# 后 记

党的十九大报告指出:“推动中华优秀传统文化创造性转化、创新性发展,继承革命文化,发展社会主义先进文化,不忘本来、吸收外来、面向未来,更好构筑中国精神、中国价值、中国力量,为人民提供精神指引。”作为赣南红土地上的医学院校,赣南医学院认真贯彻落实习近平总书记关于“要把红色资源利用好、把红色传统发扬好、把红色基因传承好”的重要指示精神,充分挖掘和发挥赣南等原中央苏区的独特资源优势,大力培育红色卫生文化,将红医精神融入课堂、融入校园文化建设之中,开设富有地域特色的《红色卫生》思政课程,组织编写此书作为校本教材,尤其注重将红医精神作为重要思政元素,融入学校其他课程思政教育之中。

本教材从不同角度展现了中央苏区军民筚路蓝缕启山林、栉风沐雨勇前行的感人情景。中央苏区医疗卫生事业从无到有、从小到大,创造了中国共产党领导下医疗卫生工作的诸多“第一”,开启了人民医疗卫生事业的先河。中国共产党领导苏区军民在医疗卫生领域的革命实践中,孕育了以“政治坚定、技术优良,无私奉献、救死扶伤,艰苦奋斗、勇于开创”为内核的红医精神,成为新时代开展大学生思想政治教育的宝贵资源。

红色医疗卫生史是中国共产党不忘初心、砥砺前行的奋斗史，是中国共产党紧紧依靠群众、服务群众的发展史，也是中国共产党披荆斩棘、艰苦创业的英雄史。进入新时代，在习近平新时代中国特色社会主义思想指引下，以史鉴今，以史资政，对我们立德树人会有十分重要的意义。期盼我们编印的本教材，能让广大学子从中汲取精神养份，坚定理想信念，陶冶道德情操，完善身心品格，培养浩然正气，升华思想境界，进一步树牢“四个意识”，坚定“四个自信”，做到“两个维护”，为实现“两个一百年”奋斗目标，为实现中华民族伟大复兴而不懈努力。

本教材由中央苏区医疗卫生史与健康中国战略研究中心组织编写，参编人员分别为：绪论：刘善玖、曾新华；第一章：毛磊焱；第二章：李媛；第三章：刘孝杰；第四章：李媛；第五章：张莉芳、李霞；第六章：曾新华、李茂；第七章：刘孝杰；第八章：孙帮寨；全书策划、统稿：刘善玖、钟继润。

在本教材编写过程中，得到了革命先辈陈志方之女陈越秀夫妇、唐义贞烈士外孙赖章盛、邱国光将军侄子邱伟元、红医王赠接之子王镜传等人的大力支持和无私帮助。同时，还参考了张汝光、高恩显等将军的有关著作。中华全国总工会书记处原书记李永海对本书进行耐心细致的审校，提出了宝贵的修改意见。江西人民出版社对书稿的出版给予了大力支持和帮助。在此，我们一并表示衷心的感谢！

由于水平所限，书中难免存在缺陷，敬请有关领导、专家和读者不吝批评指正。

编　者

2020 年 7 月

# 参考书目

1. 中共中央文献研究室编:《毛泽东文集》,人民出版社 1996 年版。

2. 毛泽东著:《毛泽东选集》(第一卷),人民出版社 1991 年版。

3. 中共中央文献研究室、中国人民解放军军事科学院编:《毛泽东军事文集(第 1 卷)》,军事科学出版社、中央文献出版社 1993 年版。

4. 江西省档案馆、中共江西省委党校党史教研室选编:《中央革命根据地史料选编》,江西人民出版社 2017 年版。

5. 陈毅、肖华主编:《回忆中央苏区》,江西人民出版社 1981 年版。

6. 余伯流、凌步机:《中央苏区史》,江西人民出版社 2017 年版。

7. 张汝光、郭劳夫、何曼秋编著:《中国工农红军卫生工作史略》,解放军出版社 1989 年版。

8. 高恩显著:《中国工农红军卫生工作史》,人民军医出版社 2011 年版。

9. 中国人民解放军总后勤部卫生部编:《创业维艰 · 回忆红军

时期的卫生工作》，人民军医出版社 1983 年版。

10. 高恩显、高良、陈锦石编：《新中国预防医学历史资料选编（一）》，人民军医出版社 1986 年版。

11. 王冠良、高恩显主编：《中国人民解放军医学教育史》，军事医学科学出版社 2001 年版。

12. 余伯流、陈钢著：《井冈山革命根据地全史》，江西人民出版社 2010 年版。

13. 曾庆圭主编：《宁都起义》，军事科学出版社 1999 年版。

14. 庄春贤著：《赣粤边三年游击战争史》，中共党史出版社 2016 年版。

15. 郑志锋著：《革命根据地时期的卫生制度研究》，福建师范大学 2015 年博士论文。

16. 赣南师范学院、江西省教育科学研究所编：《江西苏区教育资料汇编》，赣南师范学院 1985 年印。

17. 王坚著：《浴血归龙山》，解放军出版社 2011 年版。